【中医经典注释丛书】

《中藏经》

注释

康玉春 / 注释

全国百佳图书出版单位
中国中医药出版社
·北 京·

图书在版编目（CIP）数据

《中藏经》注释 / 康玉春注释. -- 北京 : 中国中医药出版社，2024. 9. --（中医经典注释丛书）

ISBN 978-7-5132-8964-1

Ⅰ. R2-52

中国国家版本馆 CIP 数据核字第 2024WJ4170 号

中国中医药出版社出版

北京经济技术开发区科创十三街 31 号院二区 8 号楼

邮政编码 100176

传真 010-64405721

三河市同力彩印有限公司印刷

各地新华书店经销

开本 880×1230 1/32 印张 3.75 字数 85 千字

2024 年 9 月第 1 版 2024 年 9 月第 1 次印刷

书号 ISBN 978-7-5132-8964-1

定价 25.00 元

网址 www.cptcm.com

服 务 热 线 010-64405510

购 书 热 线 010-89535836

维 权 打 假 010-64405753

微信服务号 zgzyycbs

微商城网址 https：//kdt.im/LIdUGr

官 方 微 博 http：//e.weibo.com/cptcm

天猫旗舰店网址 https：//zgzyycbs.tmall.com

如有印装质量问题请与本社出版部联系（010-64405510）

出版说明

中医药学是中华民族原创的医学科学，是中华文明的杰出代表，数千年来为中华民族的繁衍昌盛作出了重要贡献。中医药学是具有中国特色的生命科学，它以独特的理论一直指导中医临床实践。目前，没有哪门科学技术像中医一样，仍然以中国古代哲学思想指导现实的临床应用。虽然经过探索，仍然没有找到现代意义上的科学方法能驾驭中医临床实践，仍需要以其固有理论指导其临床应用。因此，学习中医固有的思维方法显得十分重要。中医经典是中医学术体系和原创思维的重要载体，是中华民族防病治病经验的宝库，也是中医药传承创新发展的根基。实践证明，学习中医经典著作依然是学习中医的有效方法，也是提高中医疗效的重要途径。

“读经典，跟名师，多临床”，是学界公认的中医成才之路。名师难觅，临床经验需要积累，但书人人可读。中医治学的根基就是中医经典，经典永远是中医临床的理论指导，初学中医者读，具有临床经验者读，国医名师、国医大师依然在读，不同层次的阅读者对经典领悟的程度不同，都从经典中汲取智慧。对经典，尤其是对经典原文的阅读，是培养中医思维的最好途径，可使读者回归中医的本源，也可使对中医基本理论、基本知识的理解更加深刻，这就是阅读经典原文的意义。

为帮助读者地更好地学习中医经典，我们出版了本套“中医经典注释丛书”，丛书包括《〈黄帝内经素问〉注释》《〈灵枢经〉注释》《〈伤寒论〉注释》《〈金匮要略方论〉注释》《〈神农本草经〉注释》《〈针灸甲乙经〉注释》《〈脉经〉注释》《〈中藏经〉注释》八个分册，旨在向读者提供较好版本，注释其中难以理解的字词，使读者在阅读时能够更好地学习和理解。

本套丛书约请中医经典研究领域的专家学者，选用较好版本为底本，校勘原文；在此基础上，对原文中难以理解的字词加以注释，消除阅读和理解障碍；根据书稿情况，按篇（章节）写出提要或篇（章节）解以助读。其体例厘定为篇（章节）解、原文、注释。

本次注释，用简体字横排，并进行现代标点，原书异体字、古字、俗写字径改为规范简体字（特殊情况予以保留），其目录根据正文重新整理编排。

本套丛书版本较好，注释简明，既可作为中医药爱好者学习中医经典的首选读物，也可作为广大中医药专业人员随时查阅的必备案头书。

中国中医药出版社

校注说明

《中藏经》又名《华氏中藏经》，旧署华佗所作，其秉承《内经》天人相应思想，提出阴阳否格、上下不宁的病机理论；立足形证脉气诊断思想，以寒热虚实生死顺逆论述脏腑证候；立足从顺其宜的治疗思想，倡导阴阳平调、水火相济之法。这种以形证脉气决生死、以脏腑辨证为中心理法方药一贯的学术思想，在学术界是得到公认的。

综合文献，兹将《中藏经》流传情况梳理如下：

《中藏经》，宋代以前版本情况不详。《中藏经》始载于宋代郑樵《通志·艺文略》医方下，题曰“华氏中藏经”。陈振孙《直斋书录解题》录为“中藏经一卷，汉谯郡华佗元化撰”。

宋代曾有两个版本，一为闽中仓司本，一为陆从老本。南宋翰林学士楼钥，参照陆本、仓司本，形成楼校本，后交蕲春王成父刊印。

元代赵孟頫抄有两本，一个为二卷本，一个为三卷本，这两个抄本都是根据王成父刊本抄录的。据考证，赵氏写本的原件一个藏在台北故宫博物院，一个藏于国家图书馆，保存于阮元《宛委别藏》丛书中。藏在台北故宫博物院本尚有两部影写本，一部藏于上海图书馆（缺卷上第一至九篇和卷中），一部藏于辽宁省图书馆。

明代吴勉学依据宋代仓司本，校刊《中藏经》为八卷本，收入《古今医统正脉全书》中，其内容与三卷本互有增删，现藏中国中医科学院。又吴勉学刻五车楼印本，藏于浙江大学图书馆医学分馆。

清代刊本较多，主要有以下几种：①清嘉庆五年扫叶山房刻本。②清嘉庆十三年孙星衍校刊三卷本。孙氏以元代赵氏两个抄本为底本，并结合明代吴勉学刊本校刊而成，收入《平津馆丛书》。③清光绪六年徐舜山兰兰山房刻本，及依兰兰山房刻本翻刻的粤东联兴堂冯烘记本、江左书林本。④清光绪九年依《平津馆丛书》本的重刻本。⑤清光绪十一年吴县朱记槐庐家塾刻本。⑥清光绪十七年周学海刻本。周学海依据孙星衍刻本校刊，收入《周氏医学丛书》中。

孙星衍为清代著名校勘学家，其承袭元代抄本，且三卷本流传时间较早较长，因此，刊本较为可靠。

此次整理，以孙星衍《平津馆丛书》本为底本，以周学海《周氏医学全书》本为主校本，其他参考江阴朱氏校刊《古今医统正脉全书》本等，且以对校法为主。

康玉春于甲辰夏

重校《华氏中藏[1]经》序

【原文】

《华氏中藏经》，见郑樵《通志·艺文略》，为一卷。陈振孙《书录解题》同。云：汉，谯郡华佗元化撰。《宋史·艺文志》华氏作黄氏[2]，盖误。今世传本有八卷。吴勉学刊在《古今医统》中。

余以乾隆丁未年入翰林，在都见赵文敏[3]手写本。卷上，自第十篇“性急[4]则脉急[5]”以下起，至第二十九篇为一卷；卷下，自万应圆药方至末为一卷；失其中卷。审是真迹。后归张太史锦芳。其弟录稿赠余。又以嘉庆戊辰年乞假南归，在吴门见周氏所藏元人写本，亦称赵书。具有上、中、下三卷，而缺《论诊杂病必死候第四十八》及《察声色形证决死法第四十九》两篇。合前后二本，校勘明本，每篇脱落舛[6]误凡有数百字。其方药名件、次序、分量，俱经后人改易，或有删去其方者，今以赵写两本为定。

此书文义古奥，似是六朝人所撰，非后世所能假托。考《隋书·经籍志》有《华佗观形察色并三部脉经》一卷，疑即是中卷《论诊杂病必死候》已下二篇，故不在赵写本中，未敢定之。邓处中[7]之名不见书传，陈振孙亦云：自言为华佗外孙，称此书因梦得于石函，莫可考也。序末称甲寅秋九月序，古人亦无以干支纪岁不著岁字者，疑其序伪作。至一卷、三卷、八卷分合之异，则后人所改。赵写本旁注有高宗、孝宗庙讳[8]，又称有库本、陆本异同，是依宋本手录。元代不避宋讳，而不更其字，可见古人审慎阙疑之意。

此书四库书既未录存，又两见赵写善本，急宜刊刻，以公同好。卷下万应圆等，皆以丸、散治疾，而无汤药。古人配合药物分量，案五脏五味，配以五行生成之数。今俗医任意增减，不识君、臣、佐、使，是以古人有不服药为中医之叹。要知外科丸、散，率用古方分量，故其效过于内科，此即古方不可增减之明证。余所得宋本医学书甚多，皆足证明人改乱古书之谬，惜无深通医理者与共证之。

嘉庆十三年太岁戊辰十月四日　孙星衍[9]
撰序于安德[10]使署之平津馆

【注释】

［1］中藏：中，内也，秘也。藏，一般理解是脏腑之脏（读作 zàng），但也有人理解为密藏之藏（cáng）。中藏，密不示外之意。

［2］黄氏：氏，原脱，据《宋史·艺文志》补。

［3］赵文敏：即赵孟頫（1254—1322），南宋晚期书法家、画家、诗人。

［4］急：原作“忌”，据本书卷上《脉要论第十》改。

［5］急：同上。

［6］舛：错误，错乱。

［7］邓处中：应灵洞主探微真人，曾为华佗《中藏经》题序一篇，序中所言颇为怪诞。

［8］庙讳：封建时代称皇帝父祖的名讳。在位的君主必须避讳；已故的君主，若尚是不祧之祖，其名讳也须避之，叫做避“庙讳”。

［9］孙星衍：字渊如，号伯渊，别署芳茂山人、微隐。清代著名藏书家、目录学家、书法家、经学家。乾隆五十二年进士，曾任翰林院编修，官至山东督粮道。治所在公孙弘所封平津故地，因名其书斋为“平津馆”。

［10］安德：即安德郡，辖境相当今山东德州、陵县、平原等地。

《华氏中藏经》序

应灵洞主探微真人少室山邓处中　撰

【原文】

华先生讳佗，字元化，性好恬淡，喜味[1]方书。多游名山幽洞，往往有所遇。一日，因酒息于公宜山古洞前，忽闻人论疗病之法，先生讶其异，潜逼[2]洞窃听。须臾，有人云：华生在迩[3]，术可付焉。复有一人曰：道生性贪，不悯生灵，安可付也？先生不觉愈骇，跃入洞，见二老人，衣木皮，顶草冠。先生躬趋[4]左右而拜曰：适闻贤者论方术，遂乃忘归。况济人之道，素所好为。所恨着，未遇一法可以施验，徒自不足耳。愿贤者少察愚诚，乞与开悟，终身不负恩。首坐先生云：术亦不惜，恐异日与子为累。若无高下，无贫富，无贵贱，不务财贿，不惮[5]劳苦，矜[6]老恤幼为急，然后可脱子祸。先生再拜，谢曰：贤圣之语，一一不敢忘，俱能从之。二者笑指东洞云：石床上有一书函，子自取之，速出吾居，勿示俗流，宜秘密之。先生时得书，回首已不见老人。先生慑怯[7]离洞，忽然不见，云奔雨泻，石洞摧塌。既览其方，论多奇怪。从兹施试，效无不存神。先生未六旬，果为魏[8]所戮。老人之言，预有斯验。余乃先生外孙也，因吊[9]先生寝室，梦先生引余坐，语:《中藏经》真活人法也，子可取之，勿传非人[10]。余觉，惊怖不定，遂讨先生旧物，获石函一具，开之，得书一帙[11]，乃《中藏经》也。余性拙于用，复授次子思，因以志其实。

甲寅秋九月序

此序赵写本所无，似是后人伪作，姑附存之。

【注释】

［1］味：体味，揣摩，引申为探究之意。
［2］逼：靠近。
［3］迩：附近。
［4］躬趋：躬，躬身，俯屈身体。趋，小步快走。
［5］惮：畏惧。
［6］矜：同情。
［7］慑怯：畏惧。
［8］魏：指曹魏。
［9］吊：凭吊，吊祭。
［10］非人：不适当的人。
［11］帙：古代书画外面包着的布套，这里用作量词。

目　录

卷　上

卷 中

卷 下

卷上

人法于天地论第一

本论是全书的开篇与总纲，基于天人相应的观念，概括地论述了人与天地自然的关系，阐明了知人验天的理念与主旨。

【原文】

人者，上禀天，下委[1]地；阳以辅之，阴以佐之。天地顺则人气[2]泰[3]，天地逆则人气否[4]。

是以天地有四时五行，寒暄动静。其变也，喜为雨，怒为风，结为霜，张为虹，此天地之常也。人有四肢五脏，呼吸寤寐，精气流散，行为荣[5]，张为气，发为声，此人之常也。

阳施[6]于形，阴慎[7]于精，天地之同也。失其守，则蒸[8]而热发，否而寒生，结作瘿瘤，陷[9]作痈疽，盛而为喘，减而为枯，彰于面部，见于形体。天地通塞，一如此矣！故五纬[10]盈亏，星辰差忒[11]，日月交蚀[12]，彗孛[13]飞走，乃天地之灾怪也；寒暄不时，则天地之蒸否[14]也；土起石立，则天地之痈疽也；暴风疾雨，则天地之喘乏也；江河竭耗，则天地之枯焦也。鉴者[15]决之以药，济之以针，化[16]之以道，佐[17]之以事。故形体有可救之病，天地有可去之灾。

人之危厄死生，禀于天地。阴之病也，来亦缓，而去亦缓。阳之病也，来亦速，而去亦速。阳生于热，热而舒缓；阴生于寒，寒则拳急。寒邪中于下，热邪中于上，饮食之邪中于中。

人之动止，本乎天地。知人者有验于天，知天者必有验于人。天合于人，人法于天。见天地逆从，则知人衰盛。人有百病，病有百候，候有百变，皆天地阴阳逆从而生。苟能穷究乎此，如其神耳！

【注释】

［1］委：连属。

［2］人气：指人体的气机。

［3］泰：通也。

［4］否：闭塞，阻隔不通。

［5］荣：繁茂。

［6］施：散布。

［7］慎：通“顺”。顺从，顺应。

［8］蒸：热气上升。

［9］陷：下陷，指热气下陷。

［10］五纬：五星，即金、木、水、火、土星。

［11］差忒：差错，误差。

［12］交蚀：交替亏蚀。

［13］彗孛：彗星和孛星。孛，为光芒四射的一种彗星。古人认为彗孛出现是灾祸或战争的预兆。

［14］蒸否：蒸腾或否塞。

［15］鉴者：明察道理的人。

［16］化：教化。

［17］佐：帮助。

阴阳大要调神论第二

本论揭示了阴阳的本质及其运动的规律，阐述了人体顺逆于阴阳变化的生理与病理变化，提纲挈领地指出了调摄与治疗的准则。

【原文】

天者，阳之宗；地者，阴之属。阳者生之本，阴者死之基。天地之间，阴阳辅佐者，人也，得其阳者生，得其阴者死。

阳中之阳为高真[1]，阴中之阴为幽鬼[2]。故钟[3]于阳者长，钟于阴者短。多热者，阳之主；多寒者，阴之根。阳务[4]其上，阴务其下；阳行也速，阴行也缓；阳之体轻，阴之体重。阴阳平，则天地和而人气宁；阴阳逆，则天地否而人气厥。故天地得其阳则炎炽，得其阴则寒凛。

阳始于子前，末于午后；阴始于午后，末于子前。阴阳盛衰，各在其时，更始更末，无有休息，人能从之亦智也。《金匮》[5]曰：秋首养阳，春首养阴，阳勿外闭，阴勿外侵[6]，火出于木，水生于金，水火通济，上下相寻[7]，人能循此，永不湮沉，此之谓也。

呜呼！凡愚岂知是理，举止失宜，自致其罹。外以风寒暑湿，内以饥饱劳役为败，欺残正体，消亡正神，缚绊其身，死生告陈。

殊不知，脉有五死，气有五生。阴家脉重，阳家脉轻；阳病阴脉则不永，阴病阳脉则不成；阳候多语，阴症无声；多语者易济，无声者难荣；阳病则旦静，阴病则夜宁。

阴阳运动，得时而行，阳虚则暮乱，阴虚则朝争，朝暮交错，其气厥横[8]。

死生致理，阴阳中明。阴气下而不上曰断络，阳气上而不下曰绝经。阴中之邪曰浊，阳中之邪曰清。火来坎户，水到离扃[9]，阴阳相应，方乃和平。

阴不足，则济之以水母；阳不足，则助之以火精。阴阳济等，各有攀陵[10]。上通三寸曰阳之神路，下通三寸曰阴之鬼程。阴常宜损，阳常宜盈，居之中者，阴阳匀停[11]。

是以阳中之阳，天仙赐号；阴中之阴，下鬼持名。顺阴者，多消灭；顺阳者，多长生。逢斯妙趣，无所不灵。

【注释】

[1] 高真：得道成仙的人，比喻阳气助人长生。

[2] 幽鬼：地下鬼魂，比喻阴气促人短寿。

[3] 钟：集中，集聚。

[4] 务：追求，趋向。

[5]《金匮》：古医籍名。

[6] 侵：散出。

[7] 寻：找，呼应。

[8] 横：横逆。

[9] 扃：从外面关门的门闩。

[10] 攀陵：即升降。

[11] 匀停：均匀、适中之意。

生成论第三

本论运用阴阳学说和五行学说以及天主生、地主成的理论，阐明天地、阴阳、五行是人的生死、盛衰的根本。

【原文】

阴阳者，天地之枢机[1]，五行者，阴阳之终始[2]。非阴阳则不能为天地，非五行则不能为阴阳。故人者，成于天地，败于阴阳[3]也，由五行逆从而生焉。天地有阴阳五行，人有血脉五脏。

五行者，金、木、水、火、土也；五脏者，肺、肝、心、肾、脾也。金生水，水生木，木生火，火生土，土生金，则生成之道，循环无穷；肺生肾，肾生肝，肝生心，心生脾，脾生肺，上下荣养，无有休息。

故《金匮至真要论》[4]云：心生血，血为肉之母；脾生肉，肉为血之舍；肺属气，气为骨之基；肾应骨，骨为筋之本；肝系筋，筋为血之源。五脏五行，相成相生，昼夜流转，无有始终。从之则吉，逆之则凶。

天地阴阳五行之道，中含于人。人得者，可以出阴阳之数[5]，夺天地之机[6]，悦五行之要[7]，无终无始，神仙不死矣！

【注释】

[1] 枢机：运动的机关。

[2] 终始：从开头到结局，事物发生演变的全过程，这里引

申为周而复始。

[3] 成于天地，败于阴阳：这里成、败互文，天地、阴阳互文，谓人生于天地阴阳，亦死于天地阴阳。

[4]《金匮至真要论》：古医籍名。

[5] 数：规律。

[6] 机：关键。

[7] 要：要点。

阳厥论第四

本论用天地的阳厥类比人体的阳厥。与第五论合观，则将气机逆乱的病证简明地划分为阳厥与阴厥。

【原文】

骤风暴热，云物飞飏；晨晦暮晴，夜炎昼冷；应寒不寒，当雨不雨；水竭土壤，时岁大旱；草木枯悴，江河乏涸。此天地之阳厥[1]也。

暴壅塞，忽喘促，四肢不收[2]，二腑不利[3]，耳聋目盲，咽干口焦，舌生疮，鼻流清涕，颊赤心烦，头昏脑重，双睛似火，一身如烧，素[4]不能者乍[5]能，素不欲者乍欲，登高歌笑，弃衣奔走，狂言妄语，不辨亲疏，发躁无度，饮水不休，胸膈膨胀，腹与胁满闷，背疽肉烂，烦溃[6]消中[7]，食不入胃，水不穿肠，骤肿暴满，叫呼昏冒，不省人事，疼痛不知去处，此人之阳厥也。

阳厥之脉，举按有力者生，绝者死。

【注释】

［1］厥：逆也。

［2］四肢不收：手足瘫废或软弱无力，活动艰难。

［3］二腑不利：大、小便不利，不通畅。二腑，指大肠、膀胱。

［4］素：平素，平时。

［5］乍：忽然。

［6］溃：通“愦”。谓心烦意乱。

［7］消中：病名，即中消。

阴厥论第五

本论用天地的阴厥类比人体的阴厥。

【原文】

飞霜走雹，朝昏暮霭[1]；云雨飘飖[2]，风露寒冷；当热不热，未寒而寒；时气霖霪[3]，泉生田野；山摧地裂，土坏河溢；月晦日昏。此天地之阴厥也。

暴哑卒寒，一身拘急，四肢拳挛，唇青面黑，目直口噤，心腹满痛，头颔摇鼓，腰脚沉重，语言謇涩，上吐下泻，左右不仁，大小便活[4]，吞吐酸渌[5]，悲忧惨戚，喜怒无常者，此人之阴厥也。

阴厥之脉，举指弱，按指大者生，举按俱绝者死；一身悉冷，额汗自出者亦死。阴厥之病，过三日勿治。

【注释】

［1］霭：云气。

［2］飖：通“摇”。

［3］霖霪：连绵之雨，久雨。

［4］大小便活：大小便排泄有声。

［5］吞吐酸渌：谓反酸，呕吐清水或反酸水。渌，清澈。

阴阳否格论第六

本篇论述阴阳升降失调的病机，阐释“阴阳否格”的基本概念，阳气升而不降、阴气降而不升的病证及其治疗总则。

【原文】

阳气上而不下曰否[1]，阴气下而不上亦曰否；阳气下而不上曰格[2]，阴气上而不下亦曰格。否格者，谓阴阳不相从也。

阳奔于上则燔脾肺，生其疸[3]也，其色黄赤，皆起于阳极[4]也。阴走于下则冰肾肝，生其厥也，其色青黑，皆发于阴极也。疸为黄疸也，厥为寒厥也，由阴阳否格不通而生焉。阳燔则治以水，阴厥则助以火，乃阴阳相济之道耳。

【注释】

［1］否：闭塞，阻隔不通。

［2］格：阻碍，阻止。

［3］疸：该处以及“疸为黄疸也”之疸，医统本作“疸”。

［4］极：尽头，极限。

寒热论第七

本篇论述寒热病证产生的原因和辨治的总则，并指出寒热病证的顺证与逆证的征兆。

【原文】

人之寒热往来，其病何也？此乃阴阳相胜也。阳不足则先寒后热，阴不足则先热后寒。又，上盛则发热，下盛则发寒。皮寒而燥者，阳不足；皮热而燥者，阴不足。皮寒而寒者，阴盛也；皮热而热者，阳盛也。

发热于下，则阴中之阳邪也；发热于上，则阳中之阳邪也。寒起于上，则阳中之阴邪也；寒起于下，则阴中之阴邪也。寒而颊赤多言者，阳中之阴邪也；热而面青多言者，阴中之阳邪也。寒而面青多言者，阴中之阴邪也，若不言者，不可治也。

阴中之阴中者，一生九死；阳中之阳中者，九生一死。阴病[1]难治，阳病[2]易医。

诊其脉候，数在上，则阳中之阳也；数在下，则阴中之阳也。迟在上，则阳中之阴也；迟在下，则阴中之阴也。数在中，则中热；迟在中，则中寒。寒用热取，热以寒攻。逆顺之法[3]，从乎天地，本乎阴阳也。

天地者，人之父母也；阴阳者，人之根本也。未有不从天地阴阳者也。从者生，逆者死。寒之又寒者死，热之又热者生。《金匮大要论》[4]云：夜发寒者从[5]，夜发热者逆；昼发热者从，昼发寒者逆。从逆之兆，亦在乎审明。

【注释】

[1] 阴病：为阴邪所致之病，谓里证、寒证、虚证。

[2] 阳病：为阳邪所致之病，谓表证、热证、实证。

[3] 逆顺之法：逆治法，即正治法；顺治法，又称反治法。

[4]《金匮大要论》：古医籍名。

[5] 从：顺。

虚实大要论第八

本篇论述虚实病证的辨治总则，阐明病证的虚实需辨明脏腑上下，以及脏虚脏实、腑虚腑实、上实上虚、下实下虚的各种病证脉候。

【原文】

病有脏虚脏实，腑虚腑实，上虚上实，下虚下实，状各不同，宜深消息[1]。

肠鸣气走[2]，足冷手寒，食不入胃，吐逆无时，皮毛憔悴，肌肉皱皺，耳目昏塞，语声破散，行步喘促，精神不收[3]，此五脏之虚也。诊其脉，举指而活[4]，按之而微，看在何部，以断其脏也。又，按之沉、小、弱、微、短、涩、软、濡，俱为脏虚也。虚则补益，治之常情耳。

饮食过多，大小便难，胸膈满闷，肢节疼痛，身体沉重，头目昏眩，唇肿胀，咽喉闭塞，肠中气急，皮肉不仁，暴生喘乏，偶作寒热，疮疽并起，悲喜时来，或自痿弱，或自高强，气不舒畅，血不流通，此脏之实也。诊其脉，举按俱盛者，实也。又，长、浮、数、疾、洪、紧、弦、大，俱曰实也。看在何经，而断其脏也。

头疼目赤，皮热骨寒，手足舒缓，血气壅塞，丹瘤更生，咽喉肿痛，轻按之痛，重按之快[5]，食饮如故，曰腑实也。诊其脉，浮而实大者是也。

皮肤瘙痒，肌肉䐜胀，食饮不化，大便滑而不止。诊其脉，轻手按之得滑，重手按之得平，此乃腑虚也。看在何经，而正[6]其时也。

胸膈痞满，头目碎痛，食饮不下，脑项昏重，咽喉不利，涕唾稠黏。诊其脉，左右寸口沉、结、实、大者，上实也。

颊赤心忪，举动颤栗，语声嘶嗄，唇焦口干，喘乏无力，面少颜色，颐颔肿满。诊其左右寸脉，弱而微者，上虚也。

大小便难，饮食如故，腰脚沉重，脐腹疼痛。诊其左右手脉，尺中脉伏而涩者，下实也。

大小便难，饮食进退[7]，腰脚沉重，如坐水中，行步艰难，气上奔冲，梦寐危险。诊其左右尺中脉滑而涩[8]者，下虚也。病人脉微、涩、短、小，俱属下虚也。

【注释】

［1］消息：此处谓探究，推敲。

［2］气走：谓矢气多。

［3］不收：溃乱。

［4］活：滑利，不滞不涩。

［5］快：舒适，舒畅。

［6］正：判定。

［7］进退：偏义词，其意偏于“退”。

［8］脉滑而涩：滑脉与涩脉不应并见，疑误。

上下不宁论第九

本篇以脾病为例，论述一脏受病则上（母脏）下（子脏）气血不和的病机。

【原文】

脾病者，上下不宁，何谓也？脾上有心之母，下有肺之子。心者，血也，属阴；肺者，气也，属阳。

脾病，则上母不宁；母不宁，则为阴不足也。阴不足，则发热。

又，脾病则下子不宁，子不宁，则为阳不足也。阳不足，则发寒。脾病，则血气俱不宁，血气不宁，则寒热往来，无有休息[1]，故脾如疟也。

谓脾者，土也；心者，火也；肺者，金也。火生土，土生金，故曰上有心母，下有肺子，脾居其中，病则如斯耳。他脏上下皆法于此也。

【注释】

[1] 休息：休止，停止。

脉要论第十

本篇论述诊脉的基本方法。先以气血、身形、生性论述脉象的顺逆，次从产生各种脉象的病因及其阴阳所属论述脉象的顺逆，再以数脉为例阐明诊脉的基本方法。

【原文】

脉者，乃气血之先也。气血盛，则脉盛；气血衰，则脉衰；气血热，则脉数；气血寒，则脉迟；气血微，则脉弱；气血平，则脉缓。又，长人脉长，短人脉短；赵写本起性急则脉急。性急则脉急，性缓则脉缓。反此者逆，顺此者从也。

又，诸数为热，诸迟为寒，诸紧为痛，诸浮为风，诸滑为虚，诸伏为聚，诸长为实，诸短为虚。

又，短、涩、沉、迟、伏，皆属阴，数、滑、长、浮、紧，皆属阳。阴得阴者从，阳得阳者顺，违之者逆。

阴阳消息[1]，以经而处[2]之。假令数在左手，得之浮者，热入小肠；得之沉者，热入于心。余皆仿此。

【注释】

[1] 消息：变化，消长。

[2] 处：判定，判断。

五色一作绝脉论第十一

本篇论述根据五色、五脉断定五绝而判断生死的基本方法。

【原文】

面青，无右关脉者，脾绝也；面赤，无右寸脉者，肺绝也；面白，无左关脉者，肝绝也；面黄，无左尺脉者，肾绝也；面黑，无左寸脉者，心绝也。五绝[1]者死。

夫五绝当时即死，非其时则半岁死。然五色虽见，而五脉[2]不见，即非病者矣。

【注释】

[1] 五绝：五脏绝脉。

[2] 五脉：五脏绝脉。

脉病外内证决论第十二

本篇论述内外诸证以脉决生死的方法。

【原文】

病风人，脉肾[1]数浮沉，有汗出不止，呼吸有声者，死，不然则生。

病气人，一身悉肿，四肢不收，喘无时，厥逆不湿[2]，脉候沉小者死，浮大者生。

病劳人，脱肛，骨肉相失[3]，声散[4]呕血，阳事不禁，梦寐交侵[5]，呼吸不相从，昼凉夜热者死；吐脓血者，亦死。其脉不数，有根蒂者，及颊不赤者，生。病肠澼者，下脓血，病人脉急，皮热，食不入，腹胀，目瞪者，死；或一身厥冷，脉沉细而不生[6]者，亦死。食如故，脉沉浮有力而不绝者，生。

病热人，四肢厥，脉弱，不欲见人，食不入，利下不止者，死；食入，四肢温，脉大，语狂，无睡者，生。

病寒人，狂言不寐，身冷，脉数，喘息目直者，死；脉有力，而不喘者，生。

阳病人，此篇精神颠倒以上赵写本亦缺。精神颠倒，寐而不醒，言语失次，脉候浮沉有力者，生；无力及食不入胃，下利不定者，死。

久病人，脉大，身瘦，食不充肠，言如不病，坐卧困顿者，死；若饮食进退，脉小而有力，言语轻嘶，额无黑气，大便结涩者，生。

大凡阳病阴证，阴病阳证，身瘦，脉大，肥人脉衰，上下交变，阴阳颠倒，冷热相乘[7]，皆属不吉。从者生，逆者死。治疗之法，宜深消息。

【注释】

［1］肾：医统本作“紧”。
［2］湿：医统本作“温”。
［3］骨肉相失：骨痿肉脱。
［4］声散：声音低沉无力。
［5］侵：出现。
［6］生：显出。
［7］乘：加也。

生死要论第十三

本篇论述依据突发症状和突变脉象来预断生死的方法。

【原文】

凡不病[1]而五行绝[2]者，死；不病而性变者，死；不病而暴语妄者，死；不病而暴不语者，死；不病而暴喘促者，死；不病而暴强厥一作中者，死；不病而暴目盲者，死；不病而暴耳聋者，死；不病而暴痿缓者，死；不病而暴肿满者，死；不病而暴大小便结者，死；不病而暴无脉者，死；不病而暴昏冒如醉者，死。此皆内气先尽一作绝故也。逆者[3]即死，顺者二年，无有生者也。

【注释】

[1] 不病：无病，谓病而不显。
[2] 五行绝：指五脏脉绝。
[3] 逆者：谓脉证相反。

病有灾怪论第十四

本篇论述病证的败象、异象。

【原文】

病有灾怪[1]，何谓也？病者应寒而反热，应热而反寒，应吐而不吐，应泻而不泻，应汗而不汗，应语而不语，应寐而不寐，应水[2]而不水，皆属灾怪也。此乃五脏之气不相随从而致之矣。四逆者，不治。四逆者，谓主客运气俱不得时[3]也。

【注释】

[1] 灾怪：指变异反常。
[2] 水：饮水。
[3] 得时：谓时令相符。

水法[1]有六论第十五

本篇论述了治疗大法之一的水法。

【原文】

病起于六腑者，阳之系也。阳之发也，或上或下，或内或外，或畜[2]在中。行之极[3]也，有能歌笑者，有能悲泣者，有能奔走者，有能呻吟者，有自委曲者，有自高贤者，有寤而不寐者，有寐而不寤者，有能食而不便利[4]者，有不能食而便自利者，有能言而声清者，有不能言而声昧[5]者，状各不同，皆生六腑也。

喜其通者，因以通之；喜其塞者，因以塞之；喜其水者，以水济之；喜其冰者，以冰助之。病者之乐，慎勿违背，亦不可强抑之也。如此从顺，则十生其十，百生其百，疾无不愈矣！

【注释】

[1] 水法：以水济阴之意，统言以寒治热之法。

[2] 畜：同“蓄”。积聚，积储。

[3] 行之极：发展至极，指疾病发展到严重程度。

[4] 不便利：大小便不畅快。

[5] 声昧：声音不清晰。

火法[1]有五论第十六

本篇论治疗大法之的火法。

【原文】

病起于五脏者，皆阴之属也。其发也，或偏枯，或痿躄，或外寒而内热，或外热而内寒，或心腹膨胀，或手足拳挛，或口眼不正，或皮肤不仁，或行步艰难，或身体强硬，或吐泻不息，或疼痛不宁，或暴无语，或久无音，绵绵默默，状若死人。如斯之候，备[2]出于阴。

阴之盛也，阳必不足；阳之盛也，阴必不盈。故前论云：阳不足，则助之以火精；阴不足，则济之以水母者是也。故喜其汗者，汗之；喜其温者，温之；喜其热者，热之；喜其火者，火之；喜其汤[3]者，汤之。温[4]热[5]汤火，亦在其宜，慎勿强之，如是则万全其万。

水火之法[6]，真阴阳也，治救之道，当详明矣！

【注释】

[1] 火法：以火祛寒助阳的方法，统言以热治寒之法。

[2] 备：皆，尽，全部。

[3] 汤：汤浴，这里指汤浴疗法，意思是用热水或温热的药液洗浴祛除体内的寒气。

[4] 温：指温熨疗法。

[5] 热：指热敷疗法。

[6] 水火之法：指阳不足者助火、阴不足者助水之法。

风中有五生死论第十七

本篇以脉候判断五脏风邪所致病证的生死，并论述其病因与治法。

【原文】

风中有五者，谓肝、心、脾、肺、肾也。五脏之中，其言生死，状各不同。

心风之状一作候，汗自出而好偃[1]，仰卧不可转侧，言语狂妄。若唇正赤者，生，宜于心俞灸之。若唇面或青或黄，或白或黑，其色不定，眼瞤动不休者，心绝也，不可救，过五六日即死耳。

肝风之状，青色围目连额上，但坐不得倨偻[2]者，可治；若喘而目直视，唇面俱青者，死。肝风宜于肝俞灸之。

脾风状，一身通黄，腹大而满，不嗜食，四肢不收持。若手足未青而面黄者，可治，不然即死。脾风宜于脾俞灸之。

肾风之状，但踞坐[3]，而腰脚重痛也。视其胁下未生黄点者，可治，不然即死矣。肾风宜灸肾俞穴也。

肺风之状，胸中气满，冒昧，汗出，鼻不闻香臭，喘而不得卧者，可治；若失血及妄语者，不可治，七八日死。肺风宜于肺俞灸之。

凡诊其脉，滑而散者风也。缓而大，浮而紧一作虚，软而弱，皆属风也。

中风之病，鼻下赤黑相兼，吐沫，而身直者，七日死也。

又，中风之病，口噤筋急，脉迟者，生；脉急而数者，死。

又，心脾俱中风，则舌强不能言也；肝肾俱中风，则手足不遂也。

风之厥，皆由于四时不从之气，故为病焉。有瘾疹者，有偏枯者，有失音者，有历节者，有癫厥者，有疼痛者，有聋瞽[4]者，有疮癞者，有胀满者，有喘乏者，有赤白者，有青黑者，有瘙痒者，有狂妄者，皆起于风也。

其脉浮虚者，自虚而得之；实大者，自实而得之；弦紧者，汗出而得之；喘乏者，饮酒而得之；癫厥者，自劳而得之；手足不中者，言语謇涩者，房中而得之；瘾疹者，自痹一作卑湿而得之；历节疼痛者，因醉犯房而得之；聋瞽疮癞者，自五味饮食冒犯禁忌而得之。千端万状，莫离于五脏六腑而生矣。所使之候，配以此耳！

【注释】

［1］偃：仰卧。

［2］倨偻：弯背屈腿。

［3］踞坐：坐时两脚底和臀部着地，两膝上耸。

［4］瞽：目盲。

积聚癥瘕杂虫论第十八

本篇论述积、聚、癥、瘕、杂虫等病证的成因及特点。

【原文】

积聚、癥瘕、杂虫[1]者，皆五脏六腑真气[2]失而邪气并，遂乃生焉。

久之不除也，或积或聚，或癥或瘕，或变为虫，其状各异。有能害人者，有不能害人者，有为病缓者，有为病速者，有疼者，有痒者，有生头足者，有如杯块[3]者，势类[4]不同。盖因内外相感，真邪相犯，气血熏抟，交合而成也。

积者，系于脏也；聚者，系于腑也；癥者，系于气也；瘕者，系于血也[5]；虫者，乃血气食物相感而化也。故积有五，聚有六，癥有十二，瘕有八，虫有九，其名各不同也。

积有心、肝、脾、肺、肾也，聚有大肠、小肠、胆、胃、膀胱、三焦之六名也，癥有劳、气、冷、热、虚、实、风、湿、食、药、思、忧之十二名也，瘕有青、黄、燥、血、脂、狐、蛇、鳖之八名也，虫有伏、蛇、白、肉、肺、胃、赤、弱、蛲之九名也。为病之说，出于诸论，治疗之法，皆具于后。

【注释】

[1] 杂虫：各类寄生虫。

[2] 真气：即正气。

[3] 杯块：包块。

［4］势类：所处情势与所属类别。

［5］癥者，系于气也；瘕者，系于血也：根据医理和文意，疑气、血二字为误置。

劳伤论第十九

本篇论述劳伤的特点、成因、脉候及预防大法。

【原文】

劳者，劳于神气[1]也；伤者，伤于形容[2]也。

饥饱无度则伤脾，思虑过度则伤心，色欲过度则伤肾，起居过常则伤肝，喜怒悲愁过度则伤肺。

又，风寒暑湿则伤于外，饥饱劳役则败于内；昼感之则病荣，夜感之则病卫[3]。荣卫经行，内外交运，而各从其昼夜也。

劳于一，一起为二，二传于三，三通于四，四干于五，五复犯一。一至于五，邪乃深藏，真气自失，使人肌肉消，神气弱，饮食减，行步艰难，及其如此，虽司命[4]亦不能生也。

故《调神气论》曰：调神气，慎酒色，节起居，省思虑，薄滋味者，长生之大端也。

诊其脉，甚数一做数甚，余下仿此、甚急、甚细、甚弱、甚微、甚涩、甚滑、甚短、甚长、甚浮、甚沉、甚紧、甚弦、甚洪、甚实，皆生于劳伤。

【注释】

［1］神气：神情，神态。

［2］形容：形骸模样。

［3］昼感之则病荣，夜感之则病卫：依医理，疑荣、卫二字为误置。

［4］司命：掌管生命的神。

传尸论第二十

本篇论述传尸的成因及证候，叙述传尸病名的由来。

【原文】

传尸[1]者，非一门相染而成也。人之血气衰弱，脏腑虚羸，中于鬼气[2]，因感其邪，遂成其疾也。

其候或咳嗽不已，或胸膈妨[3]闷，或肢体疼痛，或肌肤消瘦，或饮食不入，或吐利不定，或吐脓血，或嗜水浆，或好歌咏，或爱悲愁，或癫风一作狂发歇[4]，或便溺艰难。

或因酒食而遇，或因风雨而来，或问病[5]吊丧而得，或朝走暮游[6]而逢，或因气聚，或因血行，或露卧于田野，或偶会于园林，钟[7]此病死之气，染而为疾，故曰传尸也。治疗之方，备于篇末。

【注释】

［1］传尸：病证名。

［2］鬼气：鬼怪邪气。

［3］妨：医统本作“胀”。

［4］发歇：发作和休止。

［5］问病：探望患者。

［6］朝走暮游：至早上出发，晚上到达，指奔波劳碌辛苦。

［7］钟：当，撞，犹言无意间遇上。

论五脏六腑虚实寒热生死逆顺之法第二十一

本篇论述五脏六腑的病证都必须依靠诊察形、证、脉、气才能确定，述明调之使平的治疗原则。

【原文】

夫人有五脏六腑，虚实寒热，生死逆顺，皆见于形证脉气。若非诊察，无由识也。

虚则补之，实则泻之，寒则温之，热则凉之，不虚不实，以经调之，此乃良医之大法也。其于脉证，具如篇末。

论肝脏虚实寒热生死逆顺脉证之法第二十二

本篇论述肝脏病脉候及其生死逆顺的判别方法。

【原文】

肝者，与胆为表里，足厥阴、少阳是其经也。王[1]于春。春乃万物之始生，其气嫩而软，虚而宽，故其脉弦。软不可发汗，弱则不可下。弦长曰平，反此曰病。

脉虚[2]而弦，是谓太过，病在外。太过则令人善忘，忽忽眩冒。实[3]而微，是谓不及，病在内。不及则令人胸痛，引两胁胀满。

大凡肝实，则引两胁下痛，引小腹，令人本无此五字喜怒；虚则如人将捕之；其气逆则头痛耳聋颊赤一作肿。其脉沉之而急，浮之亦然，主胁肋一作支满，小便难，头痛，目眩；其脉急甚，恶言；微急，气在胸胁下；缓甚，呕逆；微缓，水痹；大急，内痈，吐血；微大，筋痹；小甚，多饮；微大本作小，消瘅本作痹；滑甚，颓疝；微滑，遗溺；涩甚，流饮；微涩，疭挛变也本无此二字。

又，肝之积气在胁，久不[4]，发为咳逆，或为痎疟也。虚则梦花草茸茸[5]，实则梦山林茂盛。肝之病旦喜一作慧，晚甚，夜静。肝病则头痛胁痛本无此二字，目眩肢满，囊缩，小便不通一作利，十日死。又，身热恶寒，四肢不举，其脉当弦长而急，反短而涩，乃金克木也，十死不治。

又，肝中寒，则两臂痛不能举，舌本燥，多太息，胸中痛，不能转侧，其脉左关上迟而涩者，是也。

肝中热，则喘满而多怒，目疼，腹胀满，不嗜食，所作不定，睡中惊悸，眼赤视不明，其脉左关阴实者，是也。

肝虚冷，则胁下坚痛，目盲，臂痛，发寒热如疟状，不欲食，妇人则月水不来而气急，其脉左关上沉而弱者，是也。

【注释】

[1] 王：通“旺”。

[2] 虚：疑为“实”之误。

[3] 实：疑为“虚”之误。

[4] 不：医统本此字下有“去”。

[5] 茸茸：纤细浓密貌。

论胆虚实寒热生死逆顺脉证之法第二十三

本篇论述胆的病证脉候及其生死逆顺的判断方法。

【原文】

胆者，中正[1]之腑也，号曰将军，决断出焉，言能喜怒刚柔也。与肝为表里，足少阳是其经也。

虚则伤寒，寒则恐畏，头眩不能独卧；实则伤热，热则惊悸，精神不守，卧起不宁。

又，玄水发，则其根在于胆，先从头面起，肿至足也。

又，肝咳久不已，则传邪入于胆，呕清苦汁也。

又，胆病则喜太息，口苦，呕清汁一作宿汁，心中澹澹[2]恐，如人将捕之，咽中介介然[3]，数唾。

又，胆胀则舌一作胁下痛，口苦，太息也。

邪气客于胆，则梦斗讼，其脉诊，在左手关上，浮而得之者，是其部也。

胆实热，则精神不守。

又，胆热则多睡，胆冷则无眠。

又，左关上脉阳[4]微者，胆虚也；阳数者，胆实也；阳虚者，胆绝也。

【注释】

[1] 中正：正直。

[2] 澹澹：形容不安的样子。

[3] 介介然：形容喉中梗塞感。

[4] 阳：指诊脉浮取。

论心脏虚实寒热生死逆顺脉证之法第二十四

本篇论述心的病证脉候及其生死逆顺的判断方法。

【原文】

心者，五脏之尊号，帝王之称也，与小肠为表里，神之所舍。又主于血，属于火，王于夏，手少阴是其经也。

凡夏脉钩，来盛去衰，故曰钩。反此者病。来盛去亦盛，此为太过，病在外；来衰去盛，此为不及，病在内；太过，则令人身热而骨痛，口疮舌焦，引水；不及，则令人烦躁一作心，上为咳唾，下为气泄。

其脉来累累如连珠，如循琅玕[1]，曰平；脉来累累一本无此四字却作喘喘连属，其中微曲，曰病。来前曲后倨[2]，如操带钩，曰死。

又，思虑过多则怵惕，怵惕伤心，心伤则神失，神失则恐惧。

又，真心痛，手足寒，过节[3]五寸，则旦得夕死，夕得旦死。

又，心有水气则痹，气滞身肿，不得卧，烦而躁，其阴肿也。

又，心中风，则翕翕[4]一作吸发热，不能行立，心中饥而不能食，食则吐呕。

夏，心王。左手寸口脉洪，浮大而散，曰平，反此则病。若沉而滑者，水来克火，十死不治；弦而长者，木来归子，其病自愈；缓而大者，土来入火，为微邪相干，无所害。

又，心病则胸中痛，四一作胁肢满胀，肩背臂膊皆痛；虚则多惊悸，惕惕然[5]，无眠，胸腹及腰背引痛，喜一作善悲，时眩仆。心积气久不去，则苦忧烦，心中痛。实则喜笑不息，梦火发。心气盛，则梦喜笑，及恐畏。邪气客于心，则梦山丘烟火。心胀，则心烦短气，夜卧不宁，心腹痛，懊侬，肿，气来往上下行，痛有时休作，心腹中热，喜水，涎出，是蚘蛟蚘恐是蛕字，蛟恐是咬字心也。心病则日中慧[6]，夜半甚，平旦静。

又，左手寸口脉大甚，则手内热赤一作服，肿太甚，则胸中满而烦，澹澹[7]，面赤，目黄也。

又，心病则先心痛，而咳不止，关膈一作格不通，身重不已，三日死。心虚则畏人，瞑目欲眠，精神不倚[8]，魂魄妄乱。

心脉沉小而紧，浮主气喘。若心下气坚实，不下，喜咽干，手热，烦满，多忘，太息，此得之思忧太过也。其脉急[9]甚，则发狂笑；微缓，则吐血；大甚，则喉闭一作痹；微大，则心痛引背，善泪出；小甚，则哕；微小，则笑，消瘅一作痹；滑甚，则为渴；微滑则心疝引脐，腹一作肠鸣；涩甚，则瘖不能言；微涩，则血溢，手足厥，耳鸣，癫疾。

又，心脉搏坚而长，主舌强不能语一作言；软而散，当慑怯[10]不食也。

又，急甚，则心疝，脐下有病形，烦闷少气，大热上煎。

又，心病，狂言，汗出如珠，身厥冷，其脉当浮而大，反沉濡而滑；甚[11]色当赤，今反黑者，水克火，十死不治。

又，心之积，沉之而空空然，时上下往来无常处，病胸满，悸，腰腹中热，颊一作面赤咽干，心烦，掌中热，甚则呕血，夏差本作春差冬甚，宜急疗之，止于旬日也。

又，赤黑色入口，必死也；面黄目赤者，亦一作不死；赤如衃血[12]，亦死。

又，忧恚思虑太过，心气内索，其色反和而盛者，不出十日死。扁鹊曰：心绝则一日死。色见凶多，而人虽健敏，名为行尸，一岁之中，祸必至矣。

又，其人语声前宽而后急，后声不接前声，其声浊恶，其口不正，冒昧喜笑，此风入心也。

又，心伤则心坏，为水所乘，身体手足不遂，骨节解[13]，舒缓不自由，下利无休息，此疾急宜治之，不过十日而亡也。

又，笑不待呻而复忧，此水乘火也。阴系于阳，阴起阳伏，伏则生热，热则生狂，冒昧妄乱，言语错误，不可采问[14]一作闻，心已损矣。扁鹊曰：其人唇口赤，即可治，青黑即死。

又，心疟则先烦一作颤而后渴，翕翕发热也，其脉浮紧而大者是也。心气实，则小便不利，腹满，身热而重，温温[15]欲吐，吐而不出，喘息急不安卧，其脉左寸口与人迎皆实大者，是也。心虚则恐惧多惊，忧思不乐，胸腹中苦痛，言语战栗，恶寒，恍惚，面赤目黄，喜衄血；诊其脉，左、右寸口两虚而微者，是也。

【注释】

[1] 琅玕：似玉之石。比喻脉象圆滑流利。

[2] 倨：弯曲。

[3] 节：肢节，指腕、踝关节。

[4] 翕翕：发热貌。

[5] 惕惕然：惊惧貌。

[6] 慧：聪明，这里指神清气爽。

[7] 澹澹：水波荡漾的样子。

[8] 倚：依附。

[9] 急：医统本作“缓”。

[10] 慑怯：畏惧。

[11] 甚：医统本作“其”。

[12] 衃血：凝固呈赤黑色的败血。

[13] 解：通“懈”。懈怠，松弛。

[14] 采问：语言交流。

［15］温温：通“愠愠”。郁闷不舒。

论小肠虚实寒热生死逆顺脉证之法第二十五

本篇论述小肠的病证脉候及其生死逆顺的判断方法。

【原文】

小肠者，受盛之腑也，与心为表里，手太阳是其经也。

心与一本无此二字小肠绝者，六日死。绝则发直如麻[1]，汗出不已，不得屈伸者是也。

又，心咳本作病久不已本无此二字，则传小肠，小肠咳，则气咳俱出也。

小肠实则伤热，热则口生疮；虚则生寒，寒则泄脓血，或泄黑水。其根在小肠也。

又，小肠寒则下肿重，有热久不出，则渐生痔疾。有积，则当暮发热，明旦而止也。病气发，则令人腰下重，食则窘迫而便难，是其候也。

小肠胀则小腹䐜胀，引腹而痛也。

厥邪入小肠，则梦聚井邑[2]中，或咽痛颔肿，不可回首，肩如杖[3]一作拔，脚如折也。

又，黄帝曰：心者，主也，神之舍也。其脏周密而不伤。伤，神去，神去则身亡矣。故人心多不病，病即死，不可治也。惟小肠受病多矣。

又，左手寸口阳绝者，无小肠脉也，六日死。病脐痹，小腹中有疝瘕也。左手寸口脉实大者，小肠实也，有热邪则小便赤涩。

又，实热则口生疮，身热去来，心中烦满[4]，体重。

又，小肠主于舌之官也，和则能言，而机关[5]利健，善别其味也。虚则左寸口脉浮而微软弱，不禁按，病为惊狂无所守，下空空然[6]，不能语者，是也。

【注释】

［1］发直如麻：头发枯槁像黄麻一样不柔顺。

［2］井邑：人口聚集之地。

［3］杖：杖击。

［4］烦满：烦闷。“满”同“懑”。

［5］机关：指口舌。

［6］下空空然：指心下空空然。

论脾脏虚实寒热生死逆顺脉证之法第二十六

本篇论述脾的病证脉候及其生死逆顺的判断方法。

【原文】

脾者，土也，谏议之官，主意与智，消磨五谷，寄在其中，养于四旁，王于四季，正王长夏，与胃为表里，足太阴是其经也。

扁鹊曰：脾病则面色萎黄，实则舌强直，不嗜食，呕逆，四肢缓；虚则精不胜，元气乏，失溺不能自持。其脉来似水之流，曰太过，病在外；其脉来如鸟之距[1]，曰不及，病在内。太过，则令人四肢沉重，语言謇涩；不及，令人中满，不食，乏力，手足缓弱不遂，涎引口中一作出，四肢肿胀，溏泻一作泄不时，梦中饮食。脾脉来而和柔，去似鸡距践地，曰平。脉来实而满，稍数，如鸡举足，曰病。又，如鸟一作雀之啄，如鸟之距，如屋之漏，曰死。

中风则翕翕发热，状若醉人，腹中烦满，皮肉瞤瞤，短气者，是也。王时，其脉阿阿然[2]缓，曰平；反弦急者，肝来克脾，真鬼[3]相遇，大凶之兆；反微涩而短者，肺来乘脾，不治而自愈；反沉而滑者，肾来从脾，亦为不妨；反浮而洪，心来生脾，不为疾耳。

脾病，面黄，体重，失便，目直视，唇反张，手足爪甲青，四肢逆，吐食，百节疼痛不能举，其脉当浮大而缓。今反弦急，其色当黄而反青，此十死不治也。

又，脾病，其色黄，饮食不消，心腹胀满，身体重，肢节痛，大便硬，小便不利，其脉微缓而长者，可治。脾气虚则大便滑，小便利，汗出不止，五液注下为五色。注，利下也。此四字疑为注文。

又，积□□[4]久不愈，则四肢不收，黄疸，饮食不为肌肤，气满胀而喘不定也。

又，脾实，则时梦筑垣墙、盖屋；脾盛，则梦歌乐；虚，则梦饮食不足。厥邪客于脾，则梦大泽丘陵，风雨坏屋。

脾胀则善哕，四肢急，体重，不食，善噫。

脾病则日昳慧，平旦甚，日中持[5]，下晡静。

脉急甚，则瘛疭；微急，则胸膈中不利，食入而还出；脉缓盛，则痿厥；微缓，则风痿，四肢不收；大甚，则击仆；微大则痹，疝气，里[6]大脓血在肠胃之外；小甚，则寒热作；微小则消瘅；滑甚则瘭疝；微滑则虫毒，肠鸣，中热；涩甚，则肠㿗；微涩则内溃，下脓血。

脾脉之至也，大而虚则有积气在腹中，有厥气，名曰厥疝。女子同法，得之四肢汗出当风也。

脾绝则十日死。又，脐出一作凸者亦死。唇焦枯，无纹理而青黑者，脾先绝也。

脾病，面黄目赤者可治；青黑色入口，则半岁死；色如枳实者，一一作半月死。吉凶休否[7]一作咎，皆见其色出于部分[8]也。

又，口噤唇黑，四肢重如山，不能自收持，大小便利无休歇，食饮不入，七日死。

又，唇虽痿黄，语声啭啭[9]者，可治。

脾病，疟气久不去，腹中痛鸣，徐徐热汗出，其人本意宽缓[10]，今忽反常而嗔怒，正言而鼻笑，不能答人者，此不过一月，祸必至矣。

又，脾中寒热，则皆使人腹中痛，不下食。

又，脾病则舌强语涩，转筋卵缩，牵阴股，引髀痛，身重，不思食，鼓胀，变则水泄不能卧者，死不治也。

脾正热，则面黄目赤，季胁痛满也；寒则吐涎沫而不食，四肢痛，滑泄不已，手足厥，甚则颤栗如疟也。

临病之时，要在明证详脉，然后投汤丸，求其痊损耳。

【注释】

［1］距：公鸡、雄雉等脚上跖骨后上方突出像脚趾的部分。

［2］阿阿然：形容脉象和缓的样子。

［3］真鬼：正邪。真，正；鬼，邪。

［4］□□：医统本作“气”。

［5］持：相持，均衡，不能相害。

［6］里：医统本作“裹”。

［7］休否：吉祥与凶险。

［8］部分：部位。

［9］啭啭：形容声音婉转。

［10］宽缓：宽容和缓。

论胃虚实寒热生死逆顺脉证之法第二十七

本篇论述胃的病证脉候及其生死逆顺的判断方法。

【原文】

胃者，腑也，又名水谷之海，与脾为表里。胃者，人之根本也，胃气壮则五脏六腑皆壮，足阳明是其经也。

胃气绝，则五日死。实则中胀便难，肢节疼痛，不下食，呕吐不已；虚则肠鸣胀满，引水[1]，滑泄；寒则腹中痛，不能食冷物；热则面赤如醉人，四肢不收持，不得安卧，语狂，目乱，便硬者是也。病甚则腹胁胀满，吐逆不入食，当心痛，上下不通，恶闻食臭，嫌人语，振寒，喜伸欠。

胃中热则唇黑，热甚则登高而歌，弃衣而走，癫狂不定，汗出额上，鼽衄[2]不止。虚极则四肢肿满，胸中短气，谷不化，中消[3]也。

胃中风，则溏泄不已。胃不足，则多饥不消食。病人鼻下平，则胃中病，渴者不可治一本无上十三字，作微燥而渴者，可治。

胃脉搏坚而长，其色黄赤者，当病折腰一作髀。其脉软而散者，病食痹。左关上脉浮而大者，虚也；浮而短涩者，实也。浮而微滑者，亦虚[4]也。浮而迟者，寒也。浮而数者，实[5]也。虚实寒热生死之法，察而端谨，则成神妙也。

【注释】

[1] 引水：小便通利。

[2] 鼽衄：流清涕和鼻出血。鼽，鼻塞不通或流清鼻涕。衄，鼻出血。

[3] 中消：根据上下文，疑为“中满”。

[4] 虚：医统本作“实”。

[5] 实：医统本作“热”。

论肺脏虚实寒热生死逆顺脉证之法第二十八

本篇论述肺的病证脉候及其生死逆顺的判断方法。

【原文】

肺者，魄之舍，生气之源，号为上将军[1]，乃五脏之华盖也。外养皮毛，内荣肠胃，与大肠为表里，手太阴是其经也。

肺气通于鼻，和则能知香臭矣。

有寒则善咳本作有病则喜咳，实则鼻流清涕。凡虚实寒热，则皆使人喘嗽。实则梦刀兵恐惧，肩息，胸中满；虚则寒生一作热，咳一作喘息，利下，少气力，多悲感。

王于秋。其脉浮而毛[2]，曰平。又，浮而短涩者，肺脉也。其脉来毛而中央坚，两头一作傍虚，曰太过，病在外；其脉来毛而微，曰不及，病在内。太过，则令人气逆，胸满，背痛；不及，则令人喘呼而咳一作嗽，上气，见血，下闻病音[3]。

又，肺脉厌厌聂聂[4]，如落榆荚[5]，曰平；来不上不下，如循[6]鸡羽，曰病。来如物之浮，如风吹鸟背上毛者，死。

真肺脉[7]至，大而虚。又，如以毛羽中人皮肤，其色赤，其毛折者死。

又，微毛曰平，毛多曰病，毛而弦者曰春病，眩[8]甚曰即病。

又，肺病，吐衄血，皮热、脉数、颊赤者，死也。

又，久咳而见血，身热而短气，脉当涩今反浮大，色当白今反赤者，火克金，十死不治也。肺病喘咳，身但寒无热，脉迟微者，可治。

秋王于肺，其脉当浮涩而短，曰平。而反洪大而长，是火刑金，亦不可治。

又，得软而滑者，肾来乘肺，不治自愈；反浮大而缓者，是脾来生肺，不治而差。反弦而长者，是肺被肝从[9]，为微邪，虽病不妨。

虚则不能息，耳重，嗌干，喘咳上气，胸背痛。

有积，则胁下胀满。

中风，则口燥而喘，身运而重，汗出而冒闷，其脉按之虚弱如葱叶，下无根者，死。

中热，则唾血，其脉细、紧、浮、数、芤、滑，皆失血病。此由燥[10]扰、嗔怒、劳伤得之，气壅结所为也。

肺胀，则其人喘咳，而目如脱，其脉浮大者是也。

又，肺痿则吐涎沫而咽干。欲饮者，为愈；不饮则未差。

又，咳而遗溺者，上虚不能制下也。其脉沉浊者，病在内；浮清者，病在外。

肺死，则鼻孔开而黑枯，喘而目直视也。又，肺绝则十二日死，其状足满，泻痢不觉出也，面白目青，此谓乱经[11]。此虽天命，亦不可治。

又，饮酒当风，中于肺，则咳嗽喘闷。见血者，不可治；无血者，可治；面黄目白者，可治；肺病颊赤者，死。

又，言音喘急，短气，好唾一作睡，此为真鬼相害[12]，十死十,百死百，大逆之兆也。

又，阳气上而不降，燔于肺，肺自结邪，胀满，喘急，狂言，瞑目，非常所说，而口鼻张，大小便头俱胀，饮水无度，此因热伤于肺，肺化为血，不可治，则半岁死。

又，肺疟使人心寒，寒甚则发热，寒热往来，休作不定，多惊，咳喘，如有所见者，是也。其脉浮而紧，又滑而数，又迟涩而小，皆为肺疟之脉也。

又，其人素声清而雄者，暴不响亮，而拖气用力，言语难出，视不转睛，虽未为病，其人不久。

又，肺病，实则上气喘急，咳嗽，身热脉大也。虚则力乏喘促，右胁胀，语言气短一作促者，是也。

又，乍寒乍热，鼻塞，颐赤，面白，皆肺病之候也。

【注释】

［1］上将军：官名，统帅兵师者。《素问·灵兰秘典论》谓肺为“相傅之官”，言其司治节，比喻方法类似。

［2］毛：谓轻而浮滑之脉，多为秋平之象。

［3］下闻病音：旁边可听到喘息之声。

［4］厌厌聂聂：形容脉象轻柔和缓。

［5］榆荚：榆树的种子，其外面长有像翅的薄膜。

［6］循：触摸。

［7］真肺脉：指肺的真脏脉。

［8］眩：通“弦”。

［9］从：疑为“横”之误。

［10］燥：通“躁”。

［11］乱经：指经气紊乱。《素问·八正神明论》：“月郭空而治，是谓乱经。”

［12］真鬼相害：正邪争斗。真，真气，正气。鬼，邪气。

论大肠虚实寒热生死逆顺脉证之法第二十九

本篇论述大肠的病证及其生死逆顺的判断方法。

【原文】

大肠者，肺之腑也，为传送之司[1]，号监仓之官[2]。肺病久不已，则传入大肠，手阳明是其经也。

寒则泄，热则结，绝[3]则泄利无度，利绝而死也。热极则便血。又，风中大肠，则下血。又，实热则胀满，而大便不通，虚寒则滑泄不定。

大肠乍虚乍实，乍来乍去。寒则溏泄，热则垢重[4]，有积物则寒栗而发热，有如疟状也。

积冷不去则当脐而痛，不能久立，痛已则泄白物是也。

虚则喜满，喘咳，而喉咽中如核妨矣。

【注释】

[1] 传送之司：又称“传道之官”。

[2] 监仓之官：监督仓库的官员。

[3] 绝：指大肠气绝。

[4] 垢重：大便秽臭沉滞。

卷中

论肾藏虚实寒热生死逆顺脉证之法第三十

本篇论述肾的病证脉候及其生死逆顺的判断方法。

【原文】

肾者，精神之舍，性命之根，外通于耳，男以闭一作库精，女以包血，与膀胱为表里，足少阴、太阳是其经也。肾气绝，则不尽其天命而死也。

王于冬。其脉沉濡曰平，反此者病。其脉弹石，名曰太过，病在外；其去如数者，为不及，病在内。太过则令人解㑊[1]，脊脉痛而少气本作令人体瘠而少气不欲言；不及则令人心悬如饥，眇[2]中清，脊中痛，少肠腹满，小便滑本云心如悬，少腹痛，小便滑，变赤黄色也。

又，肾脉来，喘喘累累如钩，按之而坚，曰平。又，来如引葛[3]，按之益坚，曰病；来如转索，辟辟如弹石，曰死。又，肾脉但石[4]，无胃气亦死。

肾有水，则腹大，脐肿，腰重痛，不得溺，阴下湿如牛鼻头汗出，是为逆寒。大便难，其面反瘦也。

肾病，手足逆冷，面赤目黄，小便不禁，骨节烦痛，小腹结痛，气上冲心，脉当沉细而滑，今反浮大而缓；其色当黑，其今反者，是土来克水，为大逆，十死不治也。

又，肾病面色黑，其气虚弱，翕翕少气，两耳若聋，精自出，饮食少，小便清，膝下冷，其脉沉滑而迟，为可治。

又，冬脉沉濡而滑曰平，反浮涩而短，肺来乘肾，虽病易治；反弦细而长者，肝来乘肾，不治自愈；反浮大而洪，心来乘肾，不为害。

肾病，腹大胫肿，喘咳，身重，寝汗出，憎风。虚则胸中痛，大腹小腹痛，清厥[5]，意不乐也。

阴邪入肾则骨痛，腰上引项脊[6]背疼，此皆举重用力及遇房汗出，当风浴水，或久立则伤肾也。

又，其脉急甚，则肾痿瘕疾，微急则沉厥，奔豚，足不收；缓甚则折脊，微缓则洞泄，食不化，入咽还出。大甚，则阴痿；微大，则石水起脐下至小腹。其肿埵埵然[7]，而上至胃腕[8]者，死不治。小甚，则洞泄；微小，则消瘅；滑甚，则癃㿗[9]；微滑，则骨痿，坐弗能起，目视见花。涩甚，则大壅塞；微涩则不月[10]，疾痔。

又，其脉之至也，上坚而大，有脓[11]气在阴中及腹内，名曰肾痹，得之因浴冷水而卧。脉来沉而大坚，浮而紧，苦手足骨肿。厥，阴痿不起，腰背疼，小腹肿，心下水气，时胀满而洞泄，此皆浴水中，身未干而合房得之也。

虚则梦舟溺人，得其时，梦伏水中，若有所畏。盛实则梦腰脊离解不相属。厥邪客于肾，则梦临深投水中。

肾胀则腹痛满引背，怏怏然[12]，腰痹痛。

肾病，夜半患[13]，四季甚，下晡静。

肾生病，则口热，舌干，咽肿，上气，嗌干，及心烦而痛，黄疸，肠澼，痿厥，腰脊背急痛，嗜卧，足下热而痛，胻[14]酸。

病久不已，则腿筋痛，小便闭，而两胁胀，支满，目盲者，死。

肾之积，苦腰脊相引而疼，饥见饱减，此肾中寒结在脐下也。诸积大法，其脉来细软而附骨者，是也。

又，面黑目白，肾已内伤，八日死。

又，阴缩，小便不出，出而不快者，亦死。

又，其色青黄，连耳左右，其人年三十许，百日死。若偏在一边，一月死。

实则烦闷，脐下重；热则口舌干焦，而小便涩黄；寒则阴中与腰脊俱疼，面黑耳干，哕而不食，或呕血者是也。

又，喉中鸣，坐而喘咳，唾血出，亦为肾虚寒，气欲绝也。

寒热虚实既明，详细调救，即十可十全之道也。

【注释】

[1] 解㑊：病证名，表现为困倦无力，懒得说话，抑郁不欢等。

[2] 眇：两胁下方空软的部分。

[3] 葛：葛藤。

[4] 石：指沉脉。

[5] 清厥：手足逆冷。

[6] 瘠：医统本作“脊”。

[7] 埵埵然：坚硬貌。埵，坚土。

[8] 腕：通“脘”。

[9] 癞：疝，表现为阴囊肿大。

[10] 不月：月经停止。

[11] 脓：医统本作“积”。

[12] 快快然：苦闷不乐貌。

［13］患：医统本作“慧”。

［14］胻：通“骱”。小腿。

论膀胱虚实寒热生死逆顺脉证之法第三十一

本篇论述膀胱的病证脉候及其生死逆顺的判断方法。

【原文】

膀胱者，津液之腑，与肾为表里，号曰水曹[1]掾，又名玉海，足太阳是其经也。总通于五腑，所以五腑有疾，即应膀胱；膀胱有疾，即应胞囊也。

伤热，则小便不利。热入膀胱，则其气急，而苦小便黄涩也。膀胱寒则小便数而清也。

又，石水发，则其根在膀胱，四肢瘦小，其腹胀大者是也。

又，膀胱咳久不已，则传入三焦，肠满而不欲饮食也。然上焦主心肺之病，人有热，则食不入胃；寒则精神不守，泄利不止，语声不出也；实则上绝于心，气不行也；虚则引起气之于肺也。其三焦之气和，则五脏六腑皆和；逆，则皆逆。

膀胱中有厥阴气，则梦行不快；满胀；则小便不下，脐下重闷，或肩痛也。

绝则三日死，死时鸡鸣也。

其三焦之论，备云于后。

【注释】

［1］水曹：官署名。为主管水利的机构，以掾、属领之。

论三焦虚实寒热生死逆顺脉证之法第三十二

本篇论述三焦的诸证脉候。

【原文】

三焦者，人之三元之气也，号曰中清之腑，总领五脏六腑、荣卫经络、内外左右上下之气也。三焦通，则内外左右上下皆通也。其于周身灌体，和内调外，荣左养右，导上宣下，莫大于此者也。又名玉海、水道。上则曰三管[1]，中则名霍乱，下则曰走哺[2]，名虽三，而归一，有其名，而无形者也，亦号曰孤独之腑。

而卫出于上，荣出于中，上者络脉之系也，中者经络之系也，下者水道之系，亦又属膀胱之宗始。主通阴阳，调虚实。呼吸有病则苦腹胀，气满，小腹坚，溺而不得，便而窘迫也。溢则作水，留则为胀，足太阳是其经也。

又，上焦实热，则额汗出而身无汗，能食而气不利，舌干，口焦，咽闭之类，腹胀，时时胁肋痛也。寒则不入食，吐酸水，胸背引痛，嗌干，津不纳也。实则食已还出，膨膨然[3]不乐。虚则不能制下，遗便溺而头面肿也。

中焦实热，则上下不通，腹胀而喘咳，下气不止，上气不下，关格而不通也。寒则下痢不止，食饮不消而中满也。虚则腹鸣鼓胀也。

下焦实热，则小便不通而大便难，苦重痛也。虚寒则大小便泄下而不止。

三焦之气，和则内外和，逆则内外逆。故云，三焦者，人之三元之气也，宜修养矣！

【注释】

［1］三管：管，通“脘”。三管即三脘，为上脘、中脘、下脘的合称。

［2］走哺：病证名。表现为呕逆、二便不通。

［3］膨膨然：胀满貌。

论痹第三十三

本篇论述痹证的病因、病名及其证候。

【原文】

痹者，风寒暑湿之气中于人脏腑之为也。入腑，则病浅易治；入脏则病深难治。而有风痹，有寒痹，有湿痹，有热痹，有气痹，而又有筋、肉、血、脉、气之五痹也。

大凡风寒暑湿之邪，入于肝则名筋痹，入于肾则名骨痹，入于心则名血痹，入于脾则名肉痹，入于肺则名气痹。感病则[1]

同，其治乃异。

痹者，闭也。五脏六腑感于邪气，乱于真气，闭而不仁，故曰痹。

病或痛，或痒，或淋，或急，或缓而不能收持，或拳而不能舒张，或行立艰难，或言语謇涩，或半身不遂，或四肢拳缩，或口眼偏邪，或手足欹侧[2]，或能行步而不能言语，或能言语或[3]不能行步，或左偏枯，或右壅滞，或上不通于下，或下不通于上，或大腑闭塞一作小便秘涩，或左右手疼痛，或得疾而即死，或感邪而未亡，或喘满而不寐，或昏冒而不醒，种种诸症，皆出于痹也。

痹者，风寒暑湿之气中于人，则使之然也。其于脉候、形证、治疗之法亦各不同焉。

【注释】

[1] 则：虽然。

[2] 欹侧：倾侧不正。

[3] 或：医统本作“而”。

论气痹第三十四

本篇论述气痹的证机及节养。

【原文】

气痹者，愁忧思喜怒过多，则气结于上，久而不消则伤肺，肺伤则生气[1]渐衰，则邪气愈胜。

留于上，则胸腹痹而不能食；注于下，则腰脚重而不能行；攻于左，则左不遂；冲于右则右不仁；贯于舌则不能言；遗于肠中，则不能溺。壅而不散则痛，流而不聚则麻。真经[2]既损，难以医治。邪气不胜，易为痊愈。其脉，右手寸口沉而迟涩者是也。宜节忧思以养气，慎一作绝喜怒以全真[3]，此最为良法也。

【注释】

［1］生气：正气，元气。

［2］真经：真气与经络。

［3］全真：保全真气。

论血痹第三十五

本篇论述血痹的证机。

【原文】

血痹者，饮酒过多，怀[1]热太盛，或寒折[2]于经络，或湿犯于荣卫，因而血抟[3]，遂成其咎，故使人血不能荣于外，气不能养于内，内外已失，渐渐消削[4]。

左先枯，则右不能举；右先枯，则左不能伸；上先枯，则上不能制于下；下先枯，则下不能克于上；中先枯则不能通疏。百证千状，皆失血也。其脉左手寸口脉结而不流利，或如断绝者是也。

【注释】

［1］怀：积藏。
［2］折：侵袭。
［3］抟：结聚。
［4］消削：同义复词，形容人体消瘦。

论肉痹第三十六

本篇论述肉痹的证机及治则。

【原文】

肉痹者，饮食不节，膏梁肥美之所为也。脾者，肉之本，脾气已失则肉不荣，肉不荣则肌肤不滑泽，肌肉不滑泽则腠理疏，则风寒暑湿之邪易为入，故久不治，则为肉痹也。

肉痹之状，其先能食而不能充悦[1]，四肢缓而不收持者是也。其右关脉举按皆无力，而往来涩者是也。宜节饮食以调其脏，常起居以安其脾，然后依经补泻，以求其愈尔。

【注释】

［1］充悦：肥胖可喜貌。

论筋痹第三十七

本篇论述筋痹的证治。

【原文】

筋痹者，由怒叫无时，行步奔急，淫邪[1]伤肝，肝失其气，因而寒热所客，久而不去，流入筋会[2]，则使人筋急而不能行步舒缓也，故曰筋痹。

宜活血以补肝，温气以养肾，然后服饵汤丸。治得其宜，即疾瘳[3]已，不然则害人矣。其脉左关中弦急而数，浮沉有力者是也。

【注释】

[1] 淫邪：亢盛的邪气。

[2] 筋会：筋脉聚集之处。

[3] 瘳：病愈。

论骨痹第三十八

本篇论述骨痹的证机。

【原文】

骨痹者，乃嗜欲不节，伤于肾也。

肾气内消[1]，则不能关禁[2]，不能关禁，则中上[3]俱乱，中上俱乱，则三焦之气痞而不通，三焦痞而饮食不糟粕[4]，饮食不糟粕，则精气日衰，精气日衰，则邪气妄入，邪气妄入，则上冲心舌，上冲心舌，则为不语，中犯脾胃，则为不充[5]，下流腰膝，则为不遂，傍[6]攻四肢，则为不仁。

寒在中则脉迟，热在中则脉数，风在中则脉浮，湿在中则脉濡，虚在中则脉滑。

其证不一，要在详明，治疗之[7]法，列于后章。

【注释】

[1] 消：消耗。

[2] 关禁：闭藏。

[3] 中上：指中上二焦。

[4] 不糟粕：不能化为糟粕，即不能消化吸收。

[5] 充：充养。

[6] 傍：通“旁”。旁边。

[7] 之：原脱，据医统本补。

论治中风偏枯之法第三十九

本篇以部位、脉象为纲，阐述中风偏枯的治疗方法。

【原文】

人病中风偏枯，其脉数，而面干黑黧，手足不遂，语言謇涩，治之奈何？在上则吐之，在中则泻之，在下则补之，在外则发之，在内则温之、按之、熨之也。

吐，谓吐出其涎也；泻，谓通其塞也；补，谓益其不足也；发，谓发其汗也；温，谓驱其湿也；按，谓散其气也；熨，谓助其阳也。

治之各合其宜，安可一揆[1]？在求其本。脉浮则发之，脉滑则吐之，脉伏而涩则泻之，脉紧则温之，脉迟则熨之，脉闭则按之。要察其可否，故不可一揆而治者也。

【注释】

[1] 揆：掌握，管理，这里指办法。

论五丁状候第四十

本篇论述白疔、赤疔、黄疔、黑疔、青疔的病因、证候及与五脏的关系。

【原文】

五丁[1]者，皆由喜怒忧思、冲寒冒热、恣饮醇酒、多嗜甘肥毒鱼醋酱、色欲过度之所为也。畜[2]其毒邪，浸渍脏腑，久不摅[3]散，始变为丁。

其名有五：一曰白丁，二曰赤丁，三曰黄丁，四曰黑丁，五曰青丁。

白丁者，起于右鼻下，初起如粟米，根赤头白，或顽麻，或痛痒，使人憎寒，头重，状若伤寒，不欲食，胸膈满闷。喘促昏冒者死，未者可治。此疾不过五日，祸必至矣，宜急治之。

赤丁在舌下，根头俱赤，发痛，舌本硬，不能言，多惊，烦闷，恍惚，多渴，引一作饮水不休，小便不通。发狂者死，未者可治。此疾不过七日，祸必至也，不可治矣。大人小儿皆能患也。

黄丁者，起于唇齿龈边，其色黄，中有黄水，发则令人多一作能食而还一作复出，手足麻木，涎出不止，腹胀而烦。多睡不寐[4]者死，未者可治。

黑丁者，起于耳前，状如瘢痕，其色黑，长减不定[5]，使人牙关急，腰脊脚膝不仁，不然即痛。亦不出三岁，祸必至矣，不可治也。此由肾气渐绝故也，宜慎欲事。

青丁者，起于目下，始如瘤瘢，其色青，硬如石，使人目昏昏然无所见，多恐，悸惕，睡不安宁。久不已，则令人目盲或脱精。有此则不出一年，祸必至矣。

白丁者，其根在肺；赤丁者，其根在心；黄丁者，其根在脾；黑丁者，其根在肾；青丁者，其根在肝。五丁之候一作疾，最为巨疾一作病，不可不察也。治疗之法，一一如左[6]。陆本有方八道在此后，印本无之，今附下卷之末。

【注释】

［1］丁：通“疔”。

［2］畜：同“蓄”。积蓄。

［3］摅：布散。

［4］寐：疑为“寤”之误。

［5］长减不定：时长时消。

［6］如左：即“如下”。古书竖排，从右至左，故云。

论痈疽疮肿第四十一

本篇论述痈疽疮肿的病因、证候及其生死逆顺的判断方法。

【原文】

夫痈疽疮肿之所作也，皆五脏六腑畜毒不流则生本作皆有矣，非独因荣卫壅塞而发者也。

其行也有处，其主也有归。假令发于喉舌者，心之毒也；发于皮毛者，肺之毒也[1]；发于肌肉者，脾之毒也；发于骨髓者，肾之毒也；阙肝毒。发于下者，阴中之毒也；发于上者，阳中之毒也；发于外者，六腑之毒也；发于内者，五脏之毒也。

故内曰坏，外曰溃，上曰从，下曰逆。发于上者得之速，发于下者得之缓。感于六腑则易治，感于五脏则难瘳也。

又，近骨者多冷，近虚[2]者多热。近骨者，久不愈则化血成蛊[3]。近虚者，久不愈，则传气成漏。成蛊则多痒而少痛，或先痒后痛；成漏则多痛而少痒，或不痛或不痒。内虚外实者，多痒而少痛；外虚内实者，多痛而少痒。血不止者则多死，脓疾溃者则多生。或吐逆无度，饮食不时，皆痈疽之使然也。

种候万一一作多，端要凭详，治疗之法，列在后篇。

【注释】

[1] 肺之毒也：原脱，据医统本补。

[2] 虚：疑作“肤（膚）”，形近而误。

[3] 蛊：虫。

论脚弱状候不同第四十二

本篇论述脚气与气脚的名称、病机、证候、治法。

【原文】

人之病脚气[1]与气脚[2]之为异，何也？谓人之喜怒忧思，寒热邪毒之气，自内而注入于脚，则名气脚也。风寒暑湿邪毒之气，从外而入于脚膝，渐传于内，则名脚气也。然内外皆以邪夺正，故使人病形颇相类例[3]。其于治疗，亦有上下先后也，故分别其目。若一揆[4]而不察其由，则无理致其瘳也。

夫喜怒忧思，寒热邪毒之气，流入肢节，或注于脚膝，其状类诸风、历节、偏枯、痈肿之证，但入于脚膝，则谓之气脚也。若从外而入于足，从足而入脏者，乃谓之脚气也。气脚者，先治内而次治外；脚气者，先治外而次治内。实者利之，虚者益之。

又，人之病脚气多者，何也？谓人之心、肺二经起于手，脾、肾、肝三经起于足。手则清邪中之，足则浊邪中之。人身之苦者，手足耳。而足则最重艰苦，故风寒暑湿之气，多中于足，以此脚气之病多也。然而得之病者，从渐而生疾，但始萌而不悟，悟亦不晓。医家不为[5]脚气，将为别疾。治疗不明，因循[6]至大。身居危地，本从微起，浸[7]成巨候，流入脏腑，伤于四肢、头项、腹背也。而疾未甚，终不能知觉也。特因他而作，或如伤寒，或如中暑，或腹背疼痛，或肢节不仁，或语言错乱，或精神昏昧，或时喘乏，或暴盲聋，或饮食不入，或脏腑不通，或挛急不遂，或舒缓不收，或口眼牵搐，或手足颤掉，种种多状，莫有达者，故使愚俗束手受病，死无告陈。仁者见之，岂不伤哉！今述始末，略示后学，请深消息[8]。

至如醉入房中，饱眠露下，当风取凉，对月贪欢，沐浴未干而熟睡，房室才罢而冲轩[9]，久立于低湿，久伫于水涯，冒雨而行，渎[10]寒而寝，劳伤汗出，食饮悲生，犯诸禁忌，因成疾矣！其于不正之气，中于上则害于头目，害于中则蛊于心腹，形于下则灾于腰脚，及于旁则妨于肢节，千状万证，皆属于气脚，但起于脚膝，乃谓脚气也。形候脉证，亦在详明。

其脉浮而弦者，起于风；濡而弱者，起于湿；洪而数者，起于热；迟而涩者，起于寒；滑而微者，起于虚；牢而坚者，起于实。在于上则由于上，在于下则由于下，在于中则生于中。结而因气，散而因忧，紧而因怒，细而因悲。

风者，汗之而愈；湿者，温之而愈；热者，解之而愈；寒者，熨之而愈。虚者补之，实者泻之，气者流之，忧者宽之，怒者悦之，悲者和之，能通此者，乃谓之良医。

又，脚气之病，传于心肾，则十死不治。入心则恍惚忘谬[11]，呕吐，食不入，眠不安宁，口眼不定，左手寸口手[12]脉乍大乍小、乍有乍无者是也。入肾则腰脚俱肿，小便不通，呻吟不绝，目额皆见黑色，气时上冲胸腹而喘，其左手尺中脉绝者是也，切宜详审矣！

【注释】

［1］脚气：病证名。症见腿脚麻木、酸痛、软弱无力，或挛急，或萎枯，或肿胀，或胫红肿发热等，甚至可入腹攻心，见小腹不仁，呕吐不食，心悸，胸闷，气喘，神志恍惚，言语错乱。

［2］气脚：病证名。症见突然视物不明，耳鸣耳聋，胸腹惴

闷，腰背酸痛，关节不利，足软无力等。

［3］类例：类似。

［4］揆：揆度，揣测。

［5］为：认识。

［6］因循：拖延。

［7］浸：逐渐。

［8］消息：斟酌。

［9］冲轩：面冲开着的窗户。轩，有窗的廊或小屋，这里指窗户。

［10］渎：轻慢，不敬。

［11］忘谬：忘记与差错。

［12］手：疑衍。

论水肿脉证生死候第四十三

本篇论述水肿的病因、病机、脉候及消渴久病之水气。

【原文】

人中百病，难疗者莫过于水也。水者，肾之制也。肾者，人之本也。肾气壮则水还于海[1]，肾气虚则水散于皮。又，三焦壅塞，荣卫闭格，血气不从，虚实交变，水随气流，故为水病。有肿于头目者，有肿于腰脚者，有肿于四肢者，有肿于双目者，有因嗽而发者，有因劳而生者，有因凝滞而起者，有因虚乏而成者，有因五脏而出者，有因六腑而来者，类目多种，而状各不同。所以难治者，由此百状，人难晓达，纵晓其端，则又苦人以娇[2]恣不循理法，触冒禁忌，弗能备矣！故人中水疾死者多矣。

水有十名，具于篇末，一曰青水，二曰赤水，三曰黄水，四曰白水，五曰黑水，六曰玄水，七曰风水，八曰石水，九曰里水，十曰气水。

青水者，其根起于肝，其状先从面肿，而渐行一身也。

赤水者，其根起于心，其状先从胸肿起也。

黄水者，其根起于脾，其状先从腹肿也。

白水者，其根起于肺，其状先从脚肿而上气喘嗽也。

黑水者，其根起于肾，其状先从足趺[3]肿。

玄水者，其根起于胆，其状先从头面起，肿而至足者是也。

风水者，其根起于胃，其状先从四肢起，腹满大而通身肿也。

石水者，其根在膀胱，其状起脐下而腹独大是也。

里水者，其根在小肠，其状先从小腹胀而不肿，渐渐而肿也 又注云：一作小腹胀而暴肿也。

气水者，其根在大肠，其状乍来乍去，乍盛乍衰者是也。此良[4]由上下不通，关窍不利，气血痞格，阴阳不调而致之也。其脉洪大者，可治；微细者，不可治也。

又，消渴之疾久不愈，令人患水气。其水临时发散，归于五脏六腑，则生为病也。消渴者，因冒风冲热，饥饱失节，饮酒过量，嗜欲伤频，或饵金石，久而积成，使之然也。

【注释】

［1］海：指膀胱。

［2］娇：同“骄”，骄横。

［3］趺：同“跗”。脚背。

［4］良：的确。

论诸淋及小便不利第四十四

本篇论述冷淋、热冷、气淋、劳淋、膏淋、砂淋、虚淋、实淋的病因病机及小便不利诸候。

【原文】

诸淋与小便不利者，皆由五脏不通，六腑不和，三焦痞涩，荣卫耗失，冒热饮酒，过醉入房，竭散精神，劳伤气血，或因女色兴而败精不出，或因迷宠不已而真髓多输[1]，或惊惶不次，或思虑未宁，或饥饱过时，或奔驰才定，或隐忍大小便，或发泄久兴，或寒入膀胱，或暑中胞囊。伤兹不慎，致起斯疾。状候变异，名亦不同，则有冷、热、气、劳、膏、砂、虚、实之八种耳。

冷淋者，小便数，色白如泔也。热淋者，小便涩而色赤如血也。气淋者，脐腹满闷，小便不通利而痛也。劳淋者，小便淋沥不绝，如水之滴漏而不断绝也。膏淋者，小便中出物如脂膏也。砂淋者，腹脐中隐痛，小便难，其痛不可忍，须臾从小便中下如砂石之类，有大者如皂子，或赤或白一作黄，色泽不定，此由肾气弱而贪于女色，房而不泄，泄而不止，虚伤真气，邪热渐强，结聚而成砂。又如以水煮盐，火大水少，盐渐成石之类。谓肾者，水也，咸归于肾，水消于下，虚热日甚，煎结而成。此非一时而作也。盖远久乃发，成即五岁，败即三年，壮人五载，祸必至矣，宜乎急攻。八淋之中，唯此最危，其脉盛大而实者可治，虚小而涩者不可治。虚者，谓肾与膀胱俱虚，而精滑梦泄，小便不禁者也。实则谓经络闭涩，水道不利，而茎痛腿酸者也。

又，诸淋之病，与淋相从者活，反者死凶。治疗之际，亦在详酌耳。

【注释】

[1] 输：匮乏。

论服饵得失第四十五

本篇论述服食金石类药物的利弊及基本法则。

【原文】

石之与金，有服饵得失者，盖以其宜与不宜也。或草或木，或金或石，或单方[1]得力，或群队[2]获功，或金石毒发而致毙，或草木势助而能全。

其验不一者，何也？基[3]本实者，得宣通之性，必延其寿；基本虚者，得补益之情，必长其年。虚而过泻，实乃更增，千死其千，万殁[4]其万，则决然也。

又，有年少之辈，富贵之人，恃其药力，恣其酒欲，夸弄其术，暗使精神内捐[5]，药力扶持，忽然疾作，何能救疗？如是之者，岂知灾从内发，但恐药饵无征功，实可叹哉！

其于久服方药，在审其宜，人药相合，效岂妄邪[6]！假如脏不足则补其脏，腑有余则泻其腑；外实则理外，内虚则养内；上塞则引上，下塞则通下，中涩一作结则解中；左病则治左，右病则治右。上下左右，内外虚实，各称其法，安有横夭[7]者也？故药无不效，病无不愈者，切务于谨察矣！

【注释】

[1] 单方：单味药物。

[2] 群队：复方药物。

[3] 基：医统本作“其”。

[4] 殁：病死。

[5] 捐：舍弃，抛弃。

[6] 邪：同“耶”。

[7] 横夭：意外地早死。

辨三痞论并方第四十六

本篇论述服饵金石草木药物的要领，以及上痞、中痞、下痞的证候及治疗方法。

【原文】

金石草木，单服皆可以不死者，有验无验，在乎有志[1]无志也。虽能久服，而有其药热壅塞而不散，或上或下，或痞或涩，各有其候，请速详明。用其此法，免败其志，皆于寿矣！谨论候并方，具在后篇。

辨上痞候并方

上痞者，头眩目昏，面赤心悸，肢节痛，前后[2]不仁，多痰，短气，惧火，喜寒，又状若中风之类者是也，宜用后方：

桑白皮阔一寸，长一尺　槟榔一枚　木通一尺，去皮一本作一两　大黄三分，湿纸煨　黄芩一分　泽泻二两

上锉为粗末，水五升，熬取三升，取清汁，分二一本作三服，食后，临卧服。

辨中痞候[3]并方

中痞者，肠满，四肢倦，行立艰难，食已呕吐，冒昧，减食或渴者是也，宜用后方：

大黄一两，湿纸十重包裹，煨，令香熟，切作片子　槟榔一枚　木香一分

上为末，生蜜为圆，如桐子大。每服三十圆，生姜汤下。食后，日午，日进二服。未减，加之。效，即勿再服。

附方

桂五钱，不见火　槟榔一个　黑牵牛四两，生，为末二两

上为末，蜜酒调二钱，以和为度。

辨下痞候并方

下痞者，小便不利，脐下满硬，语言謇滞，腰背疼痛，脚重不能行立者是也，宜用后方：

瞿麦头子一两　官桂一分　甘遂三分　车前子一两，炒

上件为末，以猿猪[4]肾一个，去筋膜，薄批开，入药末二钱，匀糁[5]，湿纸裹，慢火煨熟，空心细嚼，温酒送下，以大利为度。小便未利，脐腹未软，更服附方：

葱白一寸去心，入硇砂末一钱，安葱心中，两头以线子系

之，湿纸包煨熟，用冷醇酒送下，空心服，以效为度。

【注释】

［1］志：长生不老的意志，即对养生健康的追求。

［2］前后：谓前后活动。

［3］候：原脱，据上下文补。

［4］豮猪：阉割之公猪。

［5］糁：撒。

论诸病治疗交错致于死候第四十七

本篇论述各种治疗方法的证候适应证，并指出治疗错误的后果。

【原文】

夫病者，有宜汤者，有宜圆者，有宜散者，有宜下者，有宜吐者，有宜汗者，有宜灸者，有宜针者，有宜补者，有宜按摩者，有宜导引者，有宜蒸熨者，有宜澡洗者，有宜悦愉者，有宜和缓者，有宜水者，有宜火者，种种之法，岂能一也。若非良善精博，难为取愈。其庸下识浅，乱投汤圆，下、汗、补、吐，动[1]使交错，轻者令重，重者令死，举世皆然。

且汤，可以荡涤脏腑，开通经络，调品[2]阴阳，祛分邪恶，润泽枯朽，悦养皮肤，益充气力，扶助困竭，莫离于汤也。

圆可以逐风冷，破坚癥，消积聚，进饮食，舒荣卫，开关窍，缓缓然参合[3]，无出于圆也。

散者，能祛风寒暑湿之气，摅[4]寒湿秽毒之邪，发扬四肢之壅滞，除剪五脏之结伏，开肠和胃，行脉通经，莫过于散也。

下则疏豁闭塞，补则益助虚乏，灸则起阴通阳，针则行荣引卫，导引则可以逐客邪于关节，按摩则可以驱浮淫[5]于肌肉，蒸熨辟[6]冷，暖洗生阳，悦愉爽神，和缓安气。

若实而不下，则使人心腹胀满，烦乱鼓肿。

若虚而不补，则使人气血消散，精神耗亡，肌肉脱失，志意昏迷。

可汗而不汗，则使人毛孔关塞，闷绝而终。

合[7]吐而不吐，则使人结胸上喘，水食不入而死。

当灸而不灸，则使人冷气重凝，阴毒内聚，厥气上冲，分遂不散，以致消减。

当针而不针，则使人荣卫不行，经络不利，邪渐胜真，冒昧而昏。

宜导引而不导引，则使人邪侵关节，固结难通。

宜按摩而不按摩，则使人淫随肌肉，久留不消。

宜蒸熨而不蒸熨，则使人冷气潜伏，渐成痹厥。

宜澡洗而不澡洗，则使人阳气上[8]行，阴邪相害。

不当下而下，则使人开肠荡胃，洞泄不禁。

不当汗而汗，则使人肌肉消绝，津液枯耗。

不当吐而吐，则使人心神烦乱，脏腑奔冲。

不当灸而灸，则使人重伤经络，内蓄炎毒，反害中和，致于不可救。

不当针而针，则使人气血散失，关机细缩[9]。

不当导引而导引，则使人真气劳败，邪气妄行。

不当按摩而按摩，则使人肌肉䐜胀，筋骨舒张。

不当蒸熨而蒸熨，则使人阳气遍行，阴气内聚。

不当淋渫而淋渫，则使人湿侵皮肤，热生肌体。

不当悦愉而悦愉，则使人神失气消，精神不快。

不当和缓而和缓，则使人气停意以下赵写本俱缺折，健忘伤志。

大凡治疗，要合其宜，脉状病候，少陈于后。凡脉不紧数，则勿发其汗。脉不疾数，不可以下。心胸不闭，尺脉微弱，不可以吐。关节不急，荣卫不壅，不可以针。阴气不盛，阳气不衰，勿灸。内无客邪，勿导引。外无淫气，勿按摩。皮肤不痹，勿蒸熨。肌内[10]不寒，勿暖洗。神不凝迷，勿悦愉。气不急奔，勿和缓。顺此者生，逆此者死耳。脉病之法，备说在前。

【注释】

[1] 动：动不动，往往，常常。

[2] 调品：调理，调和。

[3] 参合：调理。

[4] 摅：布散。

[5] 浮淫：表浅之邪气。

[6] 辟：屏除，驱除。

[7] 合：应该。

[8] 上：疑为“不”之误。

[9] 细缩：细弱萎缩。

[10] 内：医统本作“肉”。

论诊杂病必死候第四十八

本篇论述难治的六十四种杂病的脉候。

【原文】

夫人生气健壮者，外色光华，内脉平调。五脏六腑之气消耗，则脉无所依，色无所泽，如是者，百无一生。虽能饮食行立，而端然不悟[1]，不知死之逼[2]矣，实为痛□！其大法列之于后。

病瞪目引水，心下牢满，其脉濡而微者死。论[3]吐衄泻血，其脉浮大牢数者死。病妄言身热，手足冷，其脉细微者死。病大泄不止，其脉紧大而滑者死。病头目痛，其脉涩短者死。病腹中痛，其脉浮大而长者死。病腹痛而喘，其脉滑而利，数而紧者死。病四逆者，其脉浮大而短者死。病耳无闻，其脉浮大而涩者死。病脑痛，其脉缓而大者死。左痛右痛，上痛下痛者死。下痛而脉病者死。病厥逆，呼之不应，脉绝者死。病人脉宜大，反小者死。肥人脉细欲绝者死。瘦人脉躁者死。人脉本滑利，而反涩者死。人脉本长，而反短者死。人尺脉上应寸口太迟者死。温病，三四日未汗，脉太疾者死。温病，脉细微而往来不快，胸中闭者死。温病，发热甚，脉反细小者死。病甚，脉往来不调者死。温病，腹中痛，下痢者死。温病，汗不出，出不至足者死。病疟，腰脊强急、瘛疭者死。病心腹胀满，痛不止，脉坚大洪者死。痢血不止，身热脉数者死。病腹满四逆，脉长者死。热病，七八日汗当出，反不出，脉绝者死。热病，七八日不汗，躁狂，口舌焦黑，脉反细弱者死。热病，未汗出而脉大盛者死。热病，汗出而脉未尽[4]，往来转大者死。

病咳嗽，脉数，身瘦者死。

暴咳嗽，脉散者死。

病咳，形肥，脉急甚者死。

病嗽而呕，便滑不禁，脉弦欲绝者死。

诸嗽喘，脉沉而浮者死。

病上气，脉数者死。

病肌热形瘦，脱肛，热不去，脉甚紧急者死。

病肠澼，转筋，脉极数者死。

病中风，痿疾[5]不仁，脉紧急者死。

病上喘气急，四匝[6]脉涩者死。

病寒热瘛疭，脉大者死。

病金疮，血不止，脉大者死。

病坠损内伤，脉小弱者死。

病伤寒，身热甚，脉反小者死。

病厥逆汗出，脉虚而缓者死。

病洞泄，不下食，脉急者死。

病肠澼，下白脓者死。

病肠澼，下脓血，脉悬绝者死。

病肠澼，下脓血，身有寒，脉绝者死。

病咳嗽，脉沉坚者死。

病肠中有积聚，脉虚弱者死。

水气，脉微而小者死。

病水胀如鼓，脉虚小涩者死。

病泄注，脉浮大而滑者死。

病内外俱虚，卧不得安，身冷，脉细微，呕而不入食者死。

病冷气上攻，脉逆而涩者死。

卒死，脉坚而细微者死。

热病三五日，头痛身热，食如故，脉直而疾者，八日死。

久病，脉实者死。

又虚缓，虚微，虚滑，弦急者死。

卒病，脉弦而数者死。

凡此凶脉，十死十，百死百，不可治也。

【注释】

[1] 悟：觉悟，察觉。

[2] 逼：靠近，接近。

[3] 论：医统本作“病”。

[4] 尽：医统本作“静”。

[5] 疾：医统本作“躄”。

[6] 四匝：医统本作“四肢寒”。

察声色形证决死法第四十九

本篇论述凭患者声音、色泽、形态以辨别、诊断、预后的基本方法。

【原文】

凡人五脏六腑，荣卫关窍，宜平生气血顺度[1]，循环无终，是为不病之本。若有缺绝，则祸必来矣。要在临病之时，存神内想，息气内观[2]，心不妄视，着意精察，方能通神明，探幽微，断死决生，千无一误，死之证兆，具之于后。

黑色起于耳目鼻上，渐入于口者死。

赤色见于耳目额者，五日死。

黑白色入口鼻目中者，五日死。

黑或如马肝色，望之如青，近则如黑者死。

张口如鱼，出气不反[3]者死。

循摸衣缝者死。

妄语错乱，及不能语者死。热病即不死。

尸臭不可近者死。

面目直视者死。

肩息者，一日死。

面青人中反者，三日死。

面无光，牙齿黑者死。

面青目黑者死。

面白目黑者，十日死。

面赤眼黄即时死。

面黑目白者，八日死。

面青目黄者，五日死。

眉系倾[4]者，七日死。

齿忽黑色者，三十日死。

发直者，十五日死。

遗尿不觉者，五六日死。

唇口乍[5]干黑者死。

爪甲青黑色死。

头目久痛，卒视不明者死。

舌卷卵缩者死。

面黑直视者死。

面青目白者死。

面黄目白者死。

面目俱白者死。

面目青黑者死。

面青、唇黑者死。

发如麻，喜怒不调者死。

发肩[6]如冲起者死。

面色黑，胁满不能反侧者死。

面色苍黑，卒肿者死。

掌肿无纹，脐肿出，囊茎俱肿者死。

手足爪甲肉黑色者死。

汗出不流者死。

唇反人中满[7]者死。

阴阳俱绝，目匡[8]陷者死。

五脏内外绝，神气不守，其声嘶者死。

阳绝阴结[9]，精神恍惚，撮空裂衣者死。

阴阳俱闭，失音者死。

荣卫耗散，面目浮肿者死。

心绝于肾，肩息，回眄[10]，目直者，一日死。

肺绝则气去不反，口如鱼口者，三日死。

骨绝，腰脊痛，肾中重，不可反侧，足膝后平者，五日死。

肾绝，大便赤涩[11]，下血，耳干，脚浮，舌肿者，六日死。又曰足肿者，九日死。

脾绝，口冷，足肿胀，泄不觉者，十二日死。

筋绝，魂惊，虚恐，手足爪甲青，呼骂不休者，八九日死。

肝绝，汗出如水，恐惧不安，伏卧，目直面青者，八日死。又曰，即时死。

胃绝，齿落，面黄者，七日死。又曰，十日死。

凡此察听之，更须详酌者矣！

【注释】

［1］顺度：顺应规律。

［2］内观：即内视，返观内照。

［3］反：通“返”。

［4］倾：倾斜。

［5］乍：突然。

［6］肩：疑为“眉”之误。《脉经》卷五第四云：“发与眉冲起者死。”

［7］人中满：人中沟变平消失，多见于绝症。

［8］匡：通“眶”。

［9］结：结束。

［10］眄：斜视。

［11］大便赤涩：疑为小便赤涩。

卷下

疗诸病药方六十八道

本篇列举了治病常用方剂。

【原文】

万应圆

甘遂三两　芫花三两　大戟三两　大黄三两　三棱三两　巴豆二两，和[1]皮　干漆二两，炒　蓬术二两　当归五两　桑皮二两　硼砂三两　泽泻八两　山栀仁二两　槟榔一两　木通一两　雷丸一两　诃子一两　黑牵牛五两　五灵脂五两　皂角七定，去皮弦

上件二十味，锉碎，洗净，入米醋二斗，浸三日。入银器或石器内，慢火熬，令醋尽。焙干焦，再炒为黄色，存性，入后药：

木香一两　丁香一两　肉桂一两，去皮　肉豆蔻[2]一两　白术一两　黄芪一两　没药一两　附子一两，炮，去皮、脐　茯苓一两　赤芍药一两　川芎二两　牡丹皮二两　白牵牛二两　干姜二两　陈皮二两　芸台二两，炒　地黄三两　鳖甲三两，醋炙　青皮三两　南星二两，浆水[3]煮软，切，焙

上二十味，通前共四十味，同杵，罗为末，醋煮，面糊为圆，如绿豆大，用度谨具如下。合时须在一净室中，先严洁斋心[4]，涤虑焚香，精诚恳诸方圣者，以助药力，尤效速也。

结胸伤寒，用油浆水下七圆，当逐下恶物。如人行二十里，未动再服。

多年积结，殗食[5]，癥块，临卧水下三圆至五圆。每夜服之，病即止。如记得因伤物作积，即随所伤物下七圆。小儿、妊妇、老人勿服。

水气，通身肿黄者，茯苓汤下五圆，日二服，水消为度。

如要消酒进食，生姜汤下一圆。

食后腹中一切痛，醋汤下七圆。

膈气噎病，丁香汤下三圆。夜一服。

因伤盛劳，鳖甲汤下七圆。日三服，渐安，减服。

小肠痃癖气，茴香汤下三丸。

大小便不通，蜜汤下五圆。未通，加至七圆。

九种心痛，茱萸汤下五圆。立止。

尸注走痛，木瓜汤下三圆。

脚气，石楠汤下五圆。每日食前服。

卒死气未绝，小便化七圆，灌之立活。

产后血不行，当归酒下三圆。

血晕、血迷、血蛊、血痢、血胀、血刺、血块、血积、血癥、血瘕，并用当归酒下二圆。逐日服。

难产、横倒，榆白皮汤下二圆。胞衣不下，烧称锤通红，以酒淬之，带热下二圆。惟孕妇患不可服，产急难，方可服之。

脾泻血痢，干姜汤下一圆。

赤白痢，甘草干姜汤下一圆。

赤痢，甘草汤下一圆。

白痢，干姜汤下一圆。

胃冷吐逆，并反胃吐食，丁香汤下二圆。

卒心腹痛，不可忍者，热醋盐汤下三圆。

如常服一圆，临卧，茶清下。

五烂疾，牛乳下一圆。每日二服。

如发疟时，童子小便、酒下十圆，化开灌之，吐利即愈，其效如神。

【注释】

[1] 和：医统本作“去”。

[2] 蔻：原脱，据医统本补。

[3] 浆水：粟米经发酵而成的白色浆液。

[4] 严洁斋心：认真搞好环境卫生，平心静气。严洁，整肃洁净。斋心，祛除杂念，使心神凝寂。

[5] 殗食：伤食。

【原文】

疗万病六神丹

雄黄一两，研　矾石一两，烧　巴豆一两，去皮　附子一两，炮　藜芦三两　朱砂二两，一两别研，一两为衣

上为末，炼蜜为圆，如小豆大，一等作黍米大，男子百疾以，饮服二圆。小儿量度与小者，服得利，即差。

【原文】

安息香圆

治传尸，肺痿，骨蒸，鬼疰，卒心腹疼，霍乱吐泻，时气，瘴疟，五利，血闭，痃癖，丁肿，惊邪诸疾。

安息香　木香　麝香　犀角　沉香　丁香　檀香　香附

子　诃子　朱砂　白术　荜拨以上各一两　乳香　龙脑　苏合香以上各半两

上为末，炼蜜成剂，杵一千下，圆如桐子大，新汲水化下四圆。老幼皆一圆。以绛囊子盛一圆，弹子大，悬衣，辟邪毒魍魉[1]甚妙。合时，忌鸡、犬、妇人见之。

【注释】

[1] 魍魉：邪魅。

【原文】

明目丹

治传尸劳。

雄黄半两　兔粪二两　轻粉一两[1]　木香半两　天灵盖一两，炙　鳖甲一个，大者去裙襴[2]，醋炙焦黄

上为末，醇酒一大升，大黄一两，熬膏，入前药末，为圆，如弹子大，朱砂为衣。

如是传尸劳，肌瘦面黄，呕吐血，咳嗽不定者是也。先烧安息香，令烟起，吸之不嗽者，非传尸也，不可用此药。若吸烟入口，咳嗽不能禁止者，乃传尸也，宜用此药。五更初，勿令人知，以童子小便与醇酒共一盏，化一圆服之。如人行二十里，上[3]吐出虫，其状若灯心而细，长及寸，或如烂李，又如虾蟆，状各不同。如未效，次日再服，以应为度。仍须初得、血气未尽，精神未乱者，可用之。

【注释】

[1] 两：医统本作“分”。

［2］爤：疑为“襕”之误。

［3］上：医统本作“当”。

【原文】

地黄煎

解劳，生肌肉，进食，活血养气[1]。

生地黄汁五升　生杏仁汁一升　薄荷汁一升　生藕汁一升　鹅梨汁一升　法酒二升　白蜜四两，生姜汁一升

以上，同于银、石器中，慢火熬成膏，却入后药：

柴胡四两，去芦，焙　木香四两　人参二两　白茯苓二两　山药二两　柏子仁二两　远志二两，去心　白术二两　桔梗二两　枳实[2]二两，麸炒　秦艽三两，去芦　麝香二钱，另研　熟地黄四两

上末，入前药膏中和，再入臼中，杵二三千下，圆如桐子大。每服食药，用甘草汤下二十圆。食后，日三服。安，即住服。

【注释】

［1］气：医统本作“心”。

［2］枳实：医统本作“枳壳”。

【原文】

起蒸中央汤

黄连五两

上㕮咀[1]，以醇酒二斗，同熬成膏。每夜以好酒化，下弹子大一圆，汗出为度，仍服补药麝脐圆。

【注释】

［1］㕮咀：将药物咬碎，以便煎服，后用其他工具切片、捣碎或锉末，但仍用此名。

【原文】

补药麝脐[1]圆

麝脐[2]一枚烧灰　地黄洗　地骨皮　山药　柴胡各一两　白术　活鳖一个，重二斤者佳

上将鳖入醇酒一方[3]，煮令烂熟，研细；入汁，再熬膏；入末，圆如桐子大。酒服二十圆，日二夜一。蒸，谓骨蒸也。气血相抟，久而瘦弱，遂成劳伤，肉消、毛落，妄血、喘咳者是也。宜以前法治之。

【注释】

［1］麝脐：即麝香壳。为麝香腺囊取出后，剩下的脐部皮脂壳。

［2］脐：原脱，据方名补。

［3］方：疑为“升”字之误。

【原文】

太上延年万胜追魂散

人参去芦　柴胡去苗　杏仁去皮尖　天灵盖炙，各一两　蜀椒一分　桃柳心一小握

上为末，童子小便一升，末一两，垍[1]瓶中煎，令熟。空心，日午各进一服，经五日效。

【注释】

［1］埴：坚硬的土。

【原文】

醉仙丹

主偏枯不遂，皮肤不仁。

麻黄一升，去节，水煮，去沫，焙干，作末　南星七个，大者　大附子三个，黑者　地龙七条，去土

上除麻黄外，先末之。次将麻黄末，用醇酒一方[1]熬成膏，入末，圆如弹子大。每服食后、临睡，酒化一圆，汗出为度。偏枯不遂，皮肤不仁，皆由五藏气虚，风寒暑湿之邪蓄积于中，久而不散，乃成疾焉，以前法主之。

【注释】

［1］方：医统本作“升”。

【原文】

灵乌丹

治一切冷疾、疼痛、麻痹、风气。

川乌一斤，河水浸七日，换水浸。去皮尖，切片，干之　牛膝二两，酒浸，焙　何首乌四两，制如川乌法

上为末，炼蜜圆如桐子大，朱砂为衣。空心酒下七圆，渐加至十圆，病已即止。

【原文】

扁鹊玉壶丹

驻颜，补暖，祛万痛。

硫黄一斤，以桑灰淋浓汁五斗，煮硫黄令伏，以火煅之，研如粉。掘一地坑子，深二寸许，投水在里，候水清取调硫黄末，稀稠得所，磁器中煎干，用鏊一个，上傅以砂，砂上铺纸，鏊下以火煅热，即取硫黄滴其上，自然色如玉矣。

上以新炊饮为圆，如麻子大，空心食前酒下十圆。

【原文】

葛玄真人百补构[1]精圆

熟地黄四两　山药二两　五味子六两　苁蓉三两，酒浸一宿　牛膝二两，酒浸　山茱萸一两　泽泻一两　茯苓一两，去皮　远志一两，去心　巴戟天一两，去心　赤石脂一两　石膏一两　柏子仁一两，炒　杜仲三两，去皮，锉碎，慢火炒，令丝断

上为末，炼蜜圆如桐子大，空心温酒下二十圆，男子妇人皆可服。

【注释】

[1] 构：原作“高宗庙讳”，今恢复本字。

【原文】

涩精金锁丹

韭子一升，酒浸三宿，滤出焙干，杵为末。

上用酒糊为圆，如桐子大，朱砂为衣，空心酒下二十圆。

【原文】

疗百疾延寿酒

黄精四斤　天门冬三斤　松叶六斤　苍术四斤　枸杞子五升[1]

上以水三硕[2]，煮一日取汁，如酿法成，空心任意饮之。

【注释】

［1］升：升，医统本作“斤”。

［2］硕：通“石”。《康熙字典》：“硕，又与石通。”

【原文】

交藤圆

驻颜长算[1]，祛百疾。

交藤根一斤，紫色者，河水浸七日，竹刀刮去皮，晒干[2]　茯苓五两　牛膝二两

上为末，炼蜜，搜成剂，杵一万下，圆如桐子大，纸袋盛之，酒下三十圆，空心服。久服延寿。忌猪羊肉。

【注释】

［1］长算：长命。算，寿数。

［2］交藤根……晒干：医统本作“何首乌，即交藤根也，用一斤赤白者”。

【原文】

天仙圆

补男子妇人虚乏。

天仙子　五灵脂各五两

上炒，令焦黑色，杵末，以酒糊为圆，如绿豆大，食前酒服十五圆。

【原文】

左慈[1]**真人**陆本无此上四字，作善养**千金地黄煎**

生地黄一秤，取汁，于石器中熬成膏，入熟干地黄末，看硬软剂，杵千下[2]

上圆如桐子大，每服二十圆，空心服，久服断欲，神仙不死。

【注释】

［1］左慈：东汉末年著名方士，研习炼丹之术。

［2］于石器中……杵千下：医统本作“熬人熟地黄末，酒圆，下二十圆”。

【原文】

取积聚方

轻粉　粉霜　朱砂各半两　巴豆霜二钱半

上同研匀，炼蜜作剂，旋圆如麻子大。生姜汤下三圆，量虚实加减。

【原文】

治癥瘕方

大黄湿纸裹，煨　三棱湿纸裹，煨热，锉　硼砂研　干漆炒，令烟尽　巴豆去皮，出油

以上各一两，为末，醋一方[1]，熬成膏，入后药：

木香　丁香　枳实麸炒，去穰　桂心各一两

上为末，入前项膏子和成剂，杵千下，为圆如绿豆大。饮服三五圆，食后服。

【注释】

［1］方　疑为“升”之误。

【原文】

通气阿魏圆

治诸气不通，胸背痛，结塞闷乱者，悉主之。

阿魏二两　沉香一两　桂心半两　牵牛末二两

上先用醇酒一升，熬阿魏成膏，入药末为圆樱桃大，朱砂为衣。酒化一圆。

【原文】

治尸厥卒痛方

尸厥者，谓忽如醉状，肢厥而不省人事也。卒痛者，谓心腹之间，或左右胁下，痛不可忍，俗谓鬼箭者是。

雄黄二两，研　朱砂二两，研

右二味，再同研匀，用大蒜一头，湿纸裹煨，去纸，杵为

圆，樱桃大。每服一圆，热酒化下。

【原文】

鬼哭丹

主腹中诸痛，气血凝滞，饮食未消，阴阳痞隔，寒热相乘，传而为痛，宜以此方主之。

川乌十四个，生　朱砂一两　乳香一分

上为末，以醋一盏，五灵脂末一两，煮糊和圆，如桐子大，朱砂为衣，酒下七圆。男子温酒下，女人醋汤下。

【原文】

治心痛不可忍者

木香　蓬术各一两　干漆一分，炒

上为末，每服一钱，热醋汤调下，入口立止。

【原文】

取长虫兼治心痛方

大枣廿一个，去核　绿矾一两，作二十[1]一块，子填枣中，面裹烧红，去面　雷丸七个　轻粉一钱　木香一钱　丁香一钱　水银半两，入铅半两，溶成砂子

上为末。取牛肉二两，车脂[2]一两，与肉同剉，令烂。米醋一升，煮肉，令成膏，入药同熬，硬软得所，入臼中，杵三、二千下。圆如酸枣大。圆时先以绯[3]线一条，圆在药中，留二尺许作系。如有长虫者，五更初，油浆水吞下一圆，存线头勿令吞尽，候少顷，心中痛，线动，即急拽线，令药出则和虫出。若心气痛不可忍者，热醋汤化下一圆，立止。

【注释】

[1] 十：医统本作“钱”。

[2] 车脂：车轴润滑油。

[3] 绯：大红色。

【原文】

治虫毒方

水银　蜜陀僧　黄丹　轻粉　大黄　丁香　诃子　雄雀粪各一两

上为末。每服二钱，用面半两，共水和成油饼食之。又法，作棋子，入浆水，煮热[1]食之。

【注释】

[1] 热：疑为“熟”之误。

【原文】

破棺丹

治阴厥，面目俱青，心下硬，四肢冷，脉细欲绝者。

硫黄一两，无灰酒，煮三日三夜。如耗[1]，旋[2]添暖酒，日足取出，研为末　丹砂一两，研匀细

上以酒煮糊为圆，如鸡头[3]大，有此病者，先于净室中，勿令人知，度[4]病人长短[5]，掘一地坑子，深一尺以来[6]，用苜蓿火烧，令坑子极热，以醋五升沃[7]，令气出，内铺衣被盖坑，以酒化下一圆，与病人服之。后令病人卧坑内，盖覆，少时汗出，即扶病者，令出无风处，盖覆。令病人四肢温，心下软，

即渐去衣被，令通风，然后看虚实调补。

【注释】

[1] 耗：消耗，减少。

[2] 旋：迅速。

[3] 鸡头：指芡实。

[4] 度：估量。

[5] 长短：身体高度。

[6] 以来：犹言左右。

[7] 沃：浇灌。

【原文】

再生圆

起厥死犹暖者。

巴豆一两，去皮，研　朱砂一两，细研　麝香半两，研　川乌尖十四个，为末　大黄一两，炒，取末

上件，再同研匀，炼蜜和圆，如桐子大。每服三圆，水化下，折齿[1]灌之。立活。亦疗关膈结胸，极效。

【注释】

[1] 折齿：撬开牙关。

【原文】

救生圆

治卒死[1]。

大黄四两[2]　轻粉半两　朱砂一两　雄黄一分　巴豆七个，

去皮，细研，取霜

上为末，以鲲[3]胆汁和圆，如鸡头大。童子小便化开一圆，斡[4]开口灌之。内大葱一寸许入鼻中，如人行五七里，当吐出涎，即活。

【注释】

［1］救生圆治卒死：医统本作“起卒死救生丹”，且此下有“此方不可服”五字。

［2］四两：医统本作“半斤，湿纸裹煨”。

［3］鲲：疑为“鲫”之误。

［4］斡：旋转，运转。

【原文】

治脾厥吐泻霍乱

黑附子炮，去皮脐，八破　干姜炮　甘草炙　肉豆一两。印本无此一味，有豉等分

上为末。水半升，末四钱印本作二钱，枣七个，姜一分印本作一钱，同煎去半，温服，连进三服。

【原文】

三生散

起卒死，兼治阴盛四逆，吐泻不止。

草乌七个　厚朴一尺　甘草三寸并生用

上为末。水一中盏，末一钱，枣七个，煎七分服，重者灌之。

【原文】

起卒死

蒸葱[1]根二两　瓜蒂一分　丁香十四粒

上为末，吹一字[2]入鼻中，男左女右，须臾自活。身冷强厥者，勿活。

【注释】

[1] 蒸葱：香气大的葱。

[2] 字：量词，即五铢钱盖满一个字的量。

【原文】

浴肠汤

治阳厥发狂，将成痘。

大黄四两，湿纸裹，煨　大青叶　栀子仁　甘草各一两，炙

上为末。水五升，末四两，煎减二升，内朴硝五合，再熬去一升，取汁二升，分四服。量虚实与之，大泻为度。如喜水，即以水浇之；畏水者，勿与吃，大忌。

【原文】

破黄七神丹

朴硝二斤　朱砂五两　大黄七两　甘遂二两　山栀二两　轻粉一两　豉半斤[1]，以绢袋盛之

上七味，以水二斗，熬令水尽，除去甘遂、豉、栀子、大黄，只取朴硝、朱砂、轻粉为末。以水浸豉汁，研匀后，入末，三味同和，煮糯米糊为圆，如弹子大。新水[2]化一圆，吐泻

为度。

【注释】

［1］斤：疑为“升”之误。
［2］新水：周本作“新汲水”。

【原文】

三黄圆

治三消、吐血、诸黄症。

黄连三两　黄芩二两　大黄一两[1]

上为末，炼蜜为圆，如桐子大，食后温水下十五圆，量虚实加减服[2]。

【注释】

［1］两：医统本此下有“湿纸裹煨”四字。
［2］量虚实加减服：医统本作“食后临卧服”。

【原文】

通中延命玄冥煮朱砂法

活[1]尿血，开拥[2]塞，解毒，治一切热病，风气，脚毒，蛊毒。

朱砂五两　朴硝半秤，水煮七遍，每遍用水三升，水尽为度，取霜，再入水二升　苏木二两　大黄五两　郁金三两　山栀二两　人参二两　桑皮二两　甘草五两

上件同熬，水尽为度。只用朱砂，去余药，杵末，炼蜜圆桐子大。每服二十圆，饮下。可疏[3]诸毒，尤妙。

【注释】

［1］活：疑为“治”之误。

［2］拥：疑“壅”之误。

［3］疏：解。

【原文】

治暴热毒，心肺烦而呕血方

大黄二两，为末，以地黄汁拌匀，湿即焙干

上为末，每服二钱，地黄汁调下，以利为度，甘草汤亦得。

【原文】

治吐血方

蛤粉四两　朱砂一两

上为末，新汲水调下五钱，末[1]已，再服，止，即已。

【注释】

［1］末：疑为“未”之误。

【原文】

治中暍死，心下犹暖，起死方

上令病者仰面卧，取温水不住手浇淋脐中，次以童子小便，合生地黄汁灌之，自活。禁与冷水，只与温熟水饮之。

【原文】

玉霜膏

治一切热毒喉闭。

朴硝一斤[1]　牙硝半斤　硼砂四两　矾石三两

上为末，火镕成汁，筑一地坑子，令实，倾入，盆覆一夕，取，杵为末，入龙脑二两，研匀。新汲水半盏，合生蜜调一钱，小儿量与服[2]。

【注释】

[1] 一斤：医统本作“半斤”。

[2] 量与服：医统本作“量虚实服”。

【原文】

百生方

救百物入咽喉，鲠[1]欲死者。

茯苓去皮　贯众　甘草

上件，各等分为末，每服一钱，米饮调一分[2]，立效。

【注释】

[1] 鲠：通“梗”。

[2] 一分：医统本作“一钱”。

【原文】

治喉闭、闷气欲死者

上取干漆，烧[1]令烟出，竹筒子吸烟，吞之立效。

【注释】

［1］烧：医统本作“炒”。

【原文】

治漏胎胎损方

川芎　艾叶各一两炒　阿胶炒　白茯苓□□

上末之，糯米饮调，下二钱匕，日七服，仍食糯米粥养之。

【原文】

治妇人血崩方

枳壳一钱，面炒　地黄二钱，烧，醋淬十四次

上为末，醋汤调下一钱匕，连三服，效。

【原文】

治妇人血闭方

干漆二两，烧　生地黄汁五升

上熬成膏，酒化枣大许，空心服。

【原文】

三不鸣散

治小便不通及五淋。

取水边、灯下、道边蝼蛄各一个，三处取三个，令相咬，取活者一个，如后法，麝香酒，食空下。

上内于瓶中，封之，令相噬，取活者焙干，余皆为末，每服一钱匕，温酒调服，立通。余皆二字恐误。

【原文】

甘草汤

解方药毒[1]。

甘草一十二两

上件锉碎，水二斗，煎至一斗，取清，温冷得所服，仍尽量服。

【原文】

治溺死方

取石灰三石，露首培之，令厚一尺五寸。候气出后，以苦葫芦穰作末。如无，用瓜蒂。

上用热茶调一钱，吐为度。省事后，以糜粥自调之。

【原文】

治缢死方

先令人抱起解绳，不得用刀断。扶于通风处，高首卧。取薤葱根末，吹入两鼻中，更令亲人吹气入口。候喷出涎，即以矾石末，取丁香煎汤，调一钱匕，灌之。

【原文】

槐子散

治久下血，亦治尿血。

槐用[1]中黑子一升，合槐花二升，同炒焦。

上件为末，每服二钱，用水调下。空心，食前，各一服。病已止。

【注释】

［1］用：疑为“角”之误。

【原文】

治肠风下血

荆芥穗　地黄各二两　甘草半两

上为末。每服一钱，温酒调下。食后，日三夜一。

【原文】

治暴喘欲死方

大黄一两　牵牛二两，炒

上件为细末，每服二钱，蜜水调下，立愈。治上热痰喘极效。若虚人，肺虚冷者，不可用。

【原文】

大圣通神乳香膏

贴诸毒、疮肿、发背、痈疽。

乳香一两　没药一两　血竭一两　黄腊一两　黄丹二两　木鳖二两，去壳　乌鱼骨二两　海桐皮二两　不灰木四两　历青四两　五灵脂二两　麝香二钱　腻粉五十个子，此必有误

上并为末，用好油四两，熬令热[1]，下药末熬，不住手搅之，令黑色，滴水成珠，即止。

【注释】

[1] 热：疑为“熟”之误。

【原文】

水澄膏

治病同前。

井泉石　白及各一两　龙骨　黄柏　郁金各半两　黄蜀葵花一分

上六味，并为末。每服二钱，新汲水一盏，调药，打令匀，伺清澄，去浮水，摊在纸花上贴之，肿毒、发背皆治。

【原文】

更苏膏

治一切不测，恶疮，欲垂。垂字恐误。

南星一个　半夏七个　巴豆五个，去壳　麝香半钱

上为细末，取腊月猪脂就膏，令如不痛疮，先以针刺破，候忍痛处，使以儿乳汁同调，贴之。

【原文】

千金膏

贴一切恶疮，痈[1]疖。

定粉　南粉　腻粉　黄丹各一分

上为末，入麝香一钱，研匀，油调得所，成膏，贴。

【注释】

［1］瘫：疑为“痈”之误。

【原文】

定命圆

治远年日近一切恶候漏疮。此药为末，熔开蜡，就汤内为条，如布针大，入内，云母膏贴之。

雄黄　乳香各一分　巴豆二十一粒，去皮，不去油

上研如粉，入白面三钱，水和圆如小豆，或小麦粒大，两头尖。量病浅深，内疮中，上用乳香膏贴之，效。服云母膏尤佳。

【原文】

麝香圆

治一切气漏疮。

麝香一分　乳香一分　巴豆十四粒，去皮

上为末，入枣肉，和成剂，圆作铤子，看疮远近任药，以乳香膏贴之，以效为度。

【原文】

香鼠散

治漏疮。

香鼠皮四十九个，河中花背者是　龙骨半两　蝙蝠二个，用心肝　黄丹一分　麝香一钱　乳香一钱　没心草一两，烧灰

上入坩合中，泥固济。炭三斤，煅，火终，放冷。为末，用葱浆水洗净，以药贴之，立效。

【原文】

定痛生肌肉方

胭脂一分　血竭一两　乳香一分　寒水石三两，烧

上为末。先以温浆水洗过，拭干，傅疮，甚妙。

【原文】

又定痛生肌肉方

南星一个　乳香二钱　定粉半两　龙骨半两　不灰木一两烧过

上为末，先以温浆水洗疮口，以软帛拭干，傅之。

【原文】

治白丁增[1]寒、喘急、昏冒方

葶苈　大黄各一两　桑白皮　茯苓各二两　槟榔七个　郁李仁　汉防已各三分

上件为末，每服三钱，蜜水调下，以疏下[2]恶物为度。

【注释】

[1] 增：疑为“憎”之误。

[2] 疏下：泻下之意。

【原文】

又取白丁方

铅霜一分　胆矾　粉霜各一钱　蜈蚣一条

上件为末，先刺令血出，内药米心大，以醋面并封口，

立愈。

【原文】

治赤丁方

黄连　大黄各一两

上件为末，以生蜜和圆，如桐子大，每服三十圆，温水下，以利为度。

【原文】

又取赤丁方

杏仁七个，生用

上件嚼烂，漱之，令津满口吐出，绵滤汁。入轻粉少许，调匀，以鸡羽扫之。

【原文】

治黄丁方

巴豆七个，去心膜　青州枣七个，去核，安巴豆在枣内，以面裹，煨通赤

上件为末，以硼砂、醋作面糊为圆，如绿豆大。每服五圆至十圆，米饮下，以利为度。

【原文】

又取黄丁方陆本元控一行

黄檗一两　郁金半两

上件为细末，以鸡子清调，鸡羽扫上。

【原文】

治黑丁方

菟丝子　菖蒲

上二味，等分为末，酒浸，取汁扫丁上。更服肾气圆补之。

【原文】

治青丁方

谷精草　蝉壳各一两　苍术五两

上为末，每服一钱，水调服，食前。仍以针刺丁出，用桑柴灰汁洗之，立效。

以上八方，陆本在中卷四十论后，印本无此方，今附下卷之末。

主要参考书目

1. 李聪甫 . 中藏经校注 . 北京：人民卫生出版社，2013.

2. 高文铸 . 华佗遗书华氏中藏经 . 北京：华夏出版社，2011.

3. 柳长华 . 中藏经 . 北京：北京科学技术出版社，2016.

4. 孙光荣 . 中藏经译注 . 北京：中国人民大学出版社，2010.

5. 孙光荣 . 中藏经 . 北京：中国中医药出版社，2018.

6. 孙光荣，杨建宇 . 华佗中藏经精读 . 北京：人民军医出版社，2014.

7. 古典医籍编辑部 . 中藏经 . 北京：中国中医药出版社，2022.

8. 范登脉 . 华氏中藏经 . 北京：中国纺织出版社，2022.

9. 吉求知 . 华氏中藏经 . 北京：中国医药科技出版社，2011.

10. 杨建宇，李阳 . 华佗中藏经 . 北京：中医古籍出版社，2022.